张从芬　主编

药学综合实验
设计指导

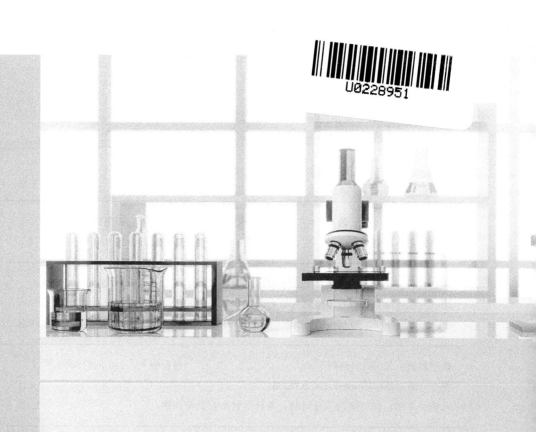

化学工业出版社
·北京·

内 容 简 介

《药学综合实验设计指导》全书共安排 10 个综合实验设计课题。其中包括了药物化学合成、药物制剂、药物分析、药理学及药代动力学等内容。药物化学合成包含了阿司匹林、对乙酰氨基酚、磺胺类药物、硝苯地平、氯霉素等化学药的合成和精制;药物制剂有普通片剂、缓释片、泡腾片、混悬剂、乳剂、软膏剂、栓剂、微囊及包合物等剂型的设计;药物分析有容量分析法、重量分析法、紫外分光光度法、高效液相色谱法等《中华人民共和国药典》规定的分析方法;药理学包括药物的镇痛作用、镇静催眠作用、抗氧化、抗心律失常、抗高血压作用、抗菌等内容;药代动力学包括口服、静脉注射等不同给药途径以及一室模型、二室模型、尿药法等药代动力学参数的计算和模型拟合等多项内容。最后安排部分天然产物药物的提取、分离、鉴定及部分药效学研究。本书有助于培养药学及相关专业学生横向联合设计实验的能力,涉及内容广,适用于药学类专业的药学综合实验课程,也可作为医院药房、研究单位、制药厂等从事药学相关工作人员的参考书。

图书在版编目 (CIP) 数据

药学综合实验设计指导/张从芬主编 .—北京:
化学工业出版社,2022.8 (2024.8重印)
ISBN 978-7-122-41995-8

Ⅰ.①药⋯　Ⅱ.①张⋯　Ⅲ.①药物学-实验-教学
参考资料　Ⅳ.①R9-33

中国版本图书馆 CIP 数据核字 (2022) 第 147060 号

责任编辑:彭爱铭　戴小玲　　　　　　　文字编辑:邵慧敏　陈小滔
责任校对:田睿涵　　　　　　　　　　　装帧设计:张　辉

出版发行:化学工业出版社 (北京市东城区青年湖南街 13 号　邮政编码 100011)
印　　装:北京科印技术咨询服务有限公司数码印刷分部
710mm×1000mm　1/16　印张 9½　字数 164 千字　2024 年 8 月北京第 1 版第 2 次印刷

购书咨询:010-64518888　　　　　　　售后服务:010-64518899
网　　址:http://www.cip.com.cn
凡购买本书,如有缺损质量问题,本社销售中心负责调换。

定　　价:59.00 元　　　　　　　　　　　　　　　　版权所有　违者必究

前　言

　　药学承担着确保药品的安全和有效使用的职责。它主要以数学、化学、物理学、生物学、微生物学等学科为基础。学习药学各分支学科的基本理论和基础知识，接受药学科研方法和技能的基本训练，是成为药物化学、药物分析、药物评价、临床合理用药、医药经营及管理、新药研究与开发、药品生产与管理等方面的高级科学技术人才的基础。实验教学是药学类专业教学体系的重要环节，承载着对学生科学素质、实验能力及创新精神培养的首要责任，是实现创新型、复合型、应用型人才培养目标的主要途径。药学综合实验课程将独立的专业基础课及专业课，如药物化学、药物分析、药物制剂、药理学、生物药剂学与药物代谢动力学等实验内容贯穿于综合设计实验中。学生通过综合性与设计性实验的学习，锻炼科研思维和实践操作能力，提高创新意识、分析解决问题的能力，实现全面协调发展。

　　本书内容具有以下特点：（1）涉及的药学基础理论和实践操作内容全面、翔实，有利于学生能够系统地、规范化地掌握基本实验操作技能。（2）在内容的选择上，注重实验的实用性、知识性以及可操作性，使实验更加贴近药物的研发、生产、流通、管理、质量控制及合理使用等药学职业环境和职业内容。（3）对各部分实验内容合理编排，减少不必要的重复，注重药学各学科之间以及药学与化学、生物学、数学等学科的衔接。（4）实验内容比较广泛，不仅有传统、经典的实验项目，同时也注重最新的药学研究成果。（5）实验内容紧跟时代发展和行业发展趋势，例如药物制剂质量评价及药物质量分析等内容根据《中华人民共和国药典》（2020年版）进行编排。（6）注重对学生创新意识和创新思维的培养，例如通过对药物制剂处方的筛选和优化，增强学生创新实践能力。

　　本书在编写过程中得到安徽农业大学生命科学学院刘朝良教授、朱保建教授和温州医科大学戴立上副教授的悉心指导和帮助，在此深表感谢。

　　本人虽然从事药学专业教育教学研究二十余年，但由于药学科学发展迅速及本人学识和能力的限制，在编写过程中难免有疏漏之处，期望得到广大读者的批评指正！

编者　张从芬

二零二二年三月六日

目 录

项目一　水杨酸和乙酰水杨酸 　　1

实验一　阿司匹林的合成 ································· 1
附　阿司匹林原料药的质量检查 ······················· 3
实验二　阿司匹林肠溶片的制备 ······················· 5
附　阿司匹林肠溶片的质量检查 ······················· 9
实验三　水杨酸软膏剂的制备及不同类型软膏基质体外释药
　　　　实验 ··· 11
附　尿药法测定水杨酸钠片剂的生物利用度 ············· 14
实验四　阿司匹林片的含量测定——中和滴定法 ········· 18
实验五　阿司匹林的解热镇痛抗炎作用 ················· 20
实验六　阿司匹林的血药浓度测定 ····················· 23
附　体液 pH 对水杨酸钠排泄的影响 ··················· 25

项目二　苯妥英钠 　　27

实验一　苯妥英钠的合成 ····························· 27
附　维生素 B_1 催化合成安息香机理 ·················· 30
实验二　苯妥英钠片剂的制备 ························· 31
实验三　苯妥英钠抗心律失常 ························· 34
实验四　家兔的苯妥英钠静脉注射药代动力学参数研究 ··· 35

项目三　对乙酰氨基酚 　　37

实验一　对乙酰氨基酚的合成 ························· 37
实验二　对乙酰氨基酚栓的制备 ······················· 39
实验三　对乙酰氨基酚栓体外体内释放实验 ············· 41
实验四　对乙酰氨基酚栓的质量分析 ··················· 44

项目四　维生素 C　　　　　　　　　　47

实验一　维生素 C 的发酵生产 ……………………………… 47

实验二　维生素 C 泡腾片的制备 …………………………… 50

实验三　维生素 C 含量的测定 ……………………………… 53

附　2，4-二硝基苯肼比色法测定天然果蔬中维生素 C 的含量 … 56

实验四　维生素 C 清除自由基的作用研究 ………………… 58

实验五　维生素 C 在家兔体内的药代动力学研究 ………… 60

项目五　磺胺类药物　　　　　　　　　　63

实验一　磺胺类药物的合成 ………………………………… 63

实验二　磺胺嘧啶混悬液的制备 …………………………… 65

实验三　磺胺嘧啶的重氮化滴定 …………………………… 68

实验四　磺胺类药物的吸收与分布 ………………………… 70

实验五　磺胺嘧啶非静脉给药后的药时曲线及药动学参数计算 … 72

项目六　硝苯地平　　　　　　　　　　75

实验一　硝苯地平的合成 …………………………………… 75

实验二　硝苯地平缓释片的制备 …………………………… 77

实验三　硝苯地平原料药的质量分析 ……………………… 79

附：硝苯地平缓释片的质量分析 …………………………… 82

实验四　硝苯地平降压作用及机制分析 …………………… 85

项目七　氯霉素　　　　　　　　　　88

实验一　氯霉素的合成 ……………………………………… 88

实验二　氯霉素滴眼液、滴耳剂及软膏剂的制备 ………… 96

实验三　氯霉素眼药水的 HPLC 分析 ……………………… 97

实验四　氯霉素及其他抗生素的药敏试验 ………………… 100

实验五　氯霉素对戊巴比妥钠催眠作用的影响 …………… 103

项目八　挥发油　　　　　　　　　　　　105

实验一　挥发油成分的提取和鉴别 ·· 105
实验二　薄荷油-吐温 20-水三元增溶相图的绘制 ···················· 108
实验三　薄荷油 β-环糊精包合物的制备和检查 ···················· 111
实验四　挥发油微型胶囊的制备 ·· 114

项目九　胰岛素　　　　　　　　　　　　117

实验一　胰岛素的提取 ·· 117
实验二　胰岛素的过量反应及其解救 ·· 119

项目十　天然药物　　　　　　　　　　　121

实验一　芦丁的提取精制与鉴定 ·· 121
实验二　精制芦丁的含量测定 ··· 123
实验三　黄连中小檗碱的提取、精制和鉴定 ································ 124
实验四　穿心莲内酯的提取与精制 ··· 127
实验五　黄芩中黄芩苷的提取、分离与鉴定 ································ 130
实验六　中药片剂的制备 ·· 132
实验七　大黄对小鼠小肠运动的影响 ·· 134
实验八　延胡索乙素镇痛作用的比较（扭体法） ························· 136
实验九　延胡索乙素镇痛作用的比较（热板法） ························· 137

参考文献　　　　　　　　　　　　　140

项目一

水杨酸和乙酰水杨酸

➡ 实验一

阿司匹林的合成

🌐 一、实验目的

① 熟悉酚羟基酰化反应的原理，掌握阿司匹林（乙酰水杨酸）的制备方法。

② 掌握抽滤装置的安装和操作，并学会利用重结晶纯化固体有机物。

🧪 二、实验原理

水杨酸　　　　　　乙酸酐　　　　　　　乙酰水杨酸

🧩 三、实验材料

仪器：电磁搅拌器、温度计、搅拌子、三颈烧瓶、圆底烧瓶、锥形瓶、球形冷凝管、直形冷凝管、酒精灯、石棉网、橡皮管、电子天平、胶头滴管、铁架台、量筒、玻璃棒、移液管、烧杯、布氏漏斗、真空泵、滤纸、抽滤瓶、表面皿、烘箱、熔点仪、T形连接管等。

试剂：水杨酸、乙酸酐、98%浓硫酸、饱和碳酸氢钠溶液、浓盐酸、乙醚、石油醚、蒸馏水、冰块、1%$FeCl_3$等。

 四、实验步骤

1. 新蒸乙酸酐

量取乙酸酐60mL放入100mL的圆底烧瓶中进行普通蒸馏，收取137～140℃的馏分备用。

2. 加料

在250mL三颈烧瓶中加入34.4g（0.249mol）水杨酸、48mL（0.508mol）新蒸乙酸酐和2.8mL浓硫酸。

3. 酰化反应

振摇三颈烧瓶使水杨酸全部溶解（如不溶解则需补加乙酸酐和浓硫酸）。在电磁搅拌器中加热，控制温度在80～85℃，同时保持低速、匀速搅拌，反应20min后用1%$FeCl_3$检查，当反应液不再呈现紫色时停止反应。反应液稍冷却（50℃以下）后均分成几份倒入各烧杯中，先用100mL冰水水解过量的乙酸酐，冷却至室温后，即有乙酰水杨酸结晶析出（若不结晶，可用玻璃棒摩擦瓶壁）。然后再加入400mL冰水，将混合物继续在冰水浴中冷却使结晶完全，抽滤，结晶用少量冷蒸馏水洗涤3次。抽干后将粗产物转移至表面皿上，自然晾干得粗产品，称量。

4. 重结晶

将粗产品转移至500mL烧杯中，搅拌下加入400mL饱和碳酸氢钠溶液，直至无二氧化碳气泡产生，抽滤，用少量水冲洗漏斗。合并滤液（弃去滤渣）并倒入预先盛有用80mL浓盐酸和160mL水配成的溶液的烧杯中，搅拌均匀，使溶液呈弱酸性，即有乙酰水杨酸沉淀析出。将烧杯置于冰水浴中冷却，使结晶完全。抽滤，用冷蒸馏水洗涤2～3次，抽干后，将结晶移至表面皿上，自然风干，称重。

5. 粗品精制

将阿司匹林粗品转入250mL锥形瓶中，按1g粗品加入5mL乙醚，在25℃下搅拌溶解，抽滤去除不溶杂质，然后在滤液中加入等量的石油醚并过量10mL。利用乙醚、石油醚能互溶，乙醚不仅溶解石油醚，而且能溶解水杨酸和阿司匹林，但石油醚只溶解乙醚和水杨酸，不溶解阿司匹林的原理将阿司匹林晶体析出。乙酰水杨酸晶体开始析出后，立即将锥形瓶放入冰水浴中，直至阿司匹林晶体全部析出。抽滤得到的滤渣放入烘箱中，于60℃下干燥2h得阿司匹林原料药纯产品，为白色针状结晶，并称重计算收率。

【注意事项】

① 乙酸酐具有强烈刺激性，注意避免接触皮肤，并且应在通风橱中进行实验。

② 酰化实验的仪器要全部干燥，药品也要事先经干燥处理。

③ 将反应液转移到水中时，要充分搅拌，将大的固体颗粒搅碎，以防重结晶时不易溶解。

五、实验结果与讨论

将得到的阿司匹林精品称重并计算收率。

【思考题】

① 本反应可能会发生哪些副反应？产生哪些副反应产物？

② 为什么在加料的过程中要加入浓硫酸？

③ 酰化反应中仪器为什么要干燥？不干燥有何影响？

附　阿司匹林原料药的质量检查

本品为2-(乙酰氧基)苯甲酸。按干燥品计算，含$C_9H_8O_4$不得少于99.5%。

【性状】

本品为白色结晶或结晶性粉末；无臭或微带醋酸臭，味微酸；遇湿气即缓缓水解。本品在乙醇中易溶，在三氯甲烷或乙醚中溶解，在水或无水乙醚中微溶；在氢氧化钠溶液或碳酸钠溶液中溶解，但同时分解。

【鉴别】

① 取本品约0.1g，加水10mL，煮沸，放冷，加三氯化铁试液1滴，即显紫堇色。

② 取本品约0.5g，加碳酸钠试液10mL，煮沸2min后，放冷，加过量的稀硫酸，即析出白色沉淀，并发出醋酸的臭气。

【检查】

1. 溶液的澄清度

取本品 0.50g，加温热至 45℃的碳酸钠试液 10mL 溶解后，溶液应澄清。

2. 游离水杨酸

取本品约 0.1g，精密称定，置 10mL 容量瓶中，加 1%冰醋酸甲醇溶液适量，振摇使溶解，并稀释至刻度，摇匀，作为供试品溶液（临用新制）。取水杨酸对照品约 10mg，精密称定，置 100mL 容量瓶中，加冰醋酸甲醇溶液适量，使溶解并稀释至刻度，摇匀，精密量取 5mL，置 50mL 容量瓶中，用 1%冰醋酸甲醇溶液稀释至刻度，摇匀，作为对照品溶液。照高效液相色谱法（2020 版《中华人民共和国药典》通则 0512）测定。用十八烷基硅烷键合硅胶为填充剂；以乙腈-四氢呋喃-冰醋酸-水（20：5：5：70）为流动相；检测波长为 303nm。理论塔板数按水杨酸峰计算不低于 5000，阿司匹林峰与水杨酸峰的分离度应符合要求。精密量取供试品溶液、对照品溶液各 10μL，分别注入液相色谱仪，记录色谱图。供试品溶液色谱图中如有与水杨酸峰保留时间一致的色谱峰，按外标法以峰面积计算，不得过 0.1%。

3. 易炭化物

取本品 0.50g，依法检查（通则 0842），与对照液（取比色用氯化钴液 0.25mL、比色用重铬酸钾液 0.25mL、比色用硫酸铜液 0.40mL，加水使成 5mL）比较，不得更深。

4. 有关物质

照高效液相色谱法（通则 0512）测定。

5. 干燥失重

取本品，置五氧化二磷为干燥剂的干燥器中，在 60℃减压干燥至恒重，减失重量不得过 0.5%（通则 0831）。

6. 炽灼残渣

不得过 0.1%（通则 0841）。

7. 重金属

取本品 1.0g，加乙醇 23mL 溶解后，加醋酸盐缓冲液（pH3.5）2mL，依法检查（通则 0821 第一法），含重金属不得过百万分之十。

【含量测定】

取本品约 0.4g，精密称定，加中性乙醇（对酚酞指示液显中性）20mL 溶解后，加酚酞指示液 3 滴，用氢氧化钠滴定液（0.1mol/L）滴定。每 1mL 氢氧化钠滴定液（0.1mol/L）相当于 18.02mg 的 $C_9H_8O_4$。

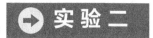

阿司匹林肠溶片的制备

一、实验目的

① 通过片剂制备，掌握湿法制粒压片的工艺过程。
② 熟悉常用片剂辅料及特点、肠溶包衣材料及其特点。
③ 掌握片剂的质量检查方法，了解压片力对片剂硬度或崩解的影响。

二、实验原理

片剂是应用最为广泛的药物剂型之一。片剂的制备方法有制颗粒压片（分为湿法制粒和干法制粒）、粉末直接压片和结晶直接压片。其中，湿法制粒压片最为常见，现介绍传统湿法制粒压片的生产工艺过程（见图 1-1）。

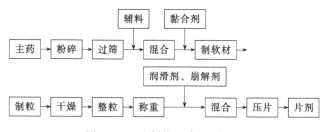

图 1-1　湿法制粒压片工艺流程

整个流程中各工序都直接影响片剂的质量。制备片剂的药物和辅料在使用前必须经过干燥、粉碎和过筛等处理，方可投料生产。为了保证药物和辅料的混合均匀性以及适宜的溶出速率，药物的结晶须粉碎成细粉，一般要求粉末细度在100 目以上。向已混匀的粉料中加入适量的黏合剂或润湿剂，用手工或混合机混合均匀制软材。软材的干湿程度应适宜，除用微机自动控制外，也可凭经验掌握，即以"握之成团，轻压即散"为度。软材可通过适宜的筛网制成均匀的颗粒。过筛制得的颗粒一般要求较完整，如果颗粒中含细粉过多，说明黏合剂用量过少；若呈线条状，则说明黏合剂用量太多。这两种情况制成的颗粒烘干后，往往出现太松或太硬的现象，都不符合压片对颗粒的要求。

制好的湿颗粒应尽快干燥，干燥的温度由物料的性质而定，一般为 50～60℃，对湿热稳定者，干燥温度可适当提高。湿颗粒干燥后，需过筛整粒以便将黏结成块的颗粒散开，同时加入润滑剂和需外加法加入的崩解剂并与颗粒混匀。整粒用筛的孔径与制粒时所用筛孔相同或略小。压片前必须对干颗粒及粉末的混合物进行含量测定，然后根据颗粒所含主药的量计算片重。

$$片重 = \frac{每片应含主药量（标示量）}{干颗粒中主药含量测得值}$$

根据片重选择筛目与冲模直径，其之间的常用关系可参考表 1-1。根据药物密度不同，可进行适当调整。

表 1-1　根据片重可选的筛目与冲模的直径

片重 /mg	筛目数		冲模直径/mm
	湿粒	干粒	
50	18	16～20	5～5.5
100	16	14～20	6～6.5
150	16	14～20	7～8
200	14	12～16	8～8.5
300	12	10～16	9～10.5
500	10	10～12	12

制成的片剂需按照《中华人民共和国药典》（简称《中国药典》）规定的片剂的质量检查项目进行检查。除片剂的外观应完整、光洁、色泽均匀、硬度适当、含量准确外，必须检查重量差异和崩解时限。对有些片剂产品《中国药典》还规定检查溶出度和含量均匀度，并规定凡检查溶出度的片剂，不再检查崩解时限，凡检查含量均匀度的片剂，不再检查重量差异。

另外，在片剂的制备过程中，所施加的压力不同，所用的润滑剂、崩解剂等的种类不同，都会对片剂的硬度或崩解时限产生影响。

三、实验材料

仪器：单冲压片机、片剂四用测定仪、不锈钢药筛、恒温干燥箱、尼龙筛、包衣锅、电子天平等。

试剂：乙酰水杨酸、微晶纤维素、阿司匹林、淀粉、邻苯二甲酸二乙酯、蓖麻油、吐温-80、滑石粉（120 目）、钛白粉（120 目）、柠檬黄、85％乙醇、羧甲基纤维素钠、枸橼酸、4％滑石粉、2％羟丙基甲基纤维素（HPMC）醇水溶液、丙烯酸树脂Ⅱ号等。

四、实验步骤

1. 阿司匹林肠溶片芯的制备

（1）配方

名称	500片投料量	作用
阿司匹林	12.5g	主药
淀粉	18.0g	稀释剂、崩解剂
微晶纤维素	15.0g	黏合剂
羧甲基纤维素钠	2.5g	黏合剂
酒石酸（枸橼酸）	0.4g	稳定剂
2％HPMC醇水溶液	适量	溶剂、黏合剂
4％滑石粉	适量	润滑剂

（2）制法　将阿司匹林（80目）与淀粉、微晶纤维素、羧甲基纤维素钠用40目不锈钢药筛混合均匀。加入预先配好的2％HPMC醇水溶液（内含酒石酸或枸橼酸）制成软材，通过18目不锈钢药筛或尼龙筛制粒。湿颗粒于50～60℃恒温干燥箱干燥1～2h，干颗粒过18目筛整粒，加入滑石粉充分混匀后压片（用5.5mm浅凹冲模压片）。

2. 包衣片的制备

（1）配方

名称	投料量	作用
丙烯酸树脂Ⅱ号	10g	主药
邻苯二甲酸二乙酯	2g	增塑剂
蓖麻油	4g	增塑剂
吐温-80	2g	表面活性剂、水溶性致孔剂
滑石粉（120目）	3g	抗黏剂
钛白粉（120目）	QS	增光剂
柠檬黄	QS	色素
85％乙醇	加至100mL	

（2）制法　将包衣材料用85％乙醇溶液浸泡过夜溶解。加入邻苯二甲酸二乙酯、蓖麻油和吐温-80研磨均匀，另将其他成分加入上述包衣液研磨均匀，即得。

（3）包衣操作　将制得的乙酰水杨酸片芯置包衣锅内，温度控制在40～

50℃，转速为 30～40r/min，将配制好的包衣溶液用喷枪连续喷于转动的片子表面，随时根据片子表面干湿情况，调控片子温度和喷雾速率，控制包衣溶液的喷雾速率和溶剂挥发速率相平衡，即以片面不太干也不太潮湿为度。一旦发现片子较湿（滚动迟缓），即停止喷雾以防粘连，待片子干燥后再继续喷雾，使包衣片增重 4%～5%。将包好的肠溶衣片，置 30～40℃恒温干燥箱干燥 3～4h。

（4）质量检查　本实验检查硬度、脆碎度、崩解时限和重量差异。

① 硬度检查法　用破碎强度法，用片剂四用测定仪进行测定。方法如下：将药片径向固定在两横杆之间，其中的活动柱杆借助弹簧沿水平方向对片剂径向加压，当片剂破碎时，活动柱杆的弹簧停止加压，仪器刻度盘所指示的压力即为片的硬度。测定 3～6 片，取平均值。

② 脆碎度检查法　取药片，按《中国药典》（2020 年版）通则 0923，置片剂四用测定仪进行脆碎度检查，记录检查结果。

检查方法及规定如下：片重为 0.65g 或以下者取若干片，使其总重量约为 6.5g；片重大于 0.65g 者取 10 片。用吹风机吹去脱落的粉末，精密称重，置圆筒中，转动 100 次。取出，同法除去粉末，精密称重，减失重量不得过 1%，且不得检出断裂、龟裂及粉碎的片。

③ 崩解时间检查法　应用片剂四用测定仪进行测定，采用吊篮法。方法如下：取药片 6 片，分别置于吊篮的玻璃管中，每管各加一片，开动仪器使吊篮浸入（37±1.0）℃的水中，按一定的频率（30～32 次/min）和幅度［（55±2）mm］往复运动。从片剂置于玻璃管开始计时，至片剂破碎并全部固体粒子都通过玻璃管底部的筛网（φ2mm）为止，该时间即为该片剂的崩解时间，应符合规定崩解时限（一般压制片为 15min）。如有 1 片不符合要求，应另取 6 片复试，均应符合规定。

④ 重量差异检查法，应取药片 20 片，精密称定总重量，求得平均片重后，再分别精密称定各片的重量。每片重量与平均片重相比较（凡无含量测定的片剂，每片重量应与标示片重比较），超出重量差异限度（见表1-2）的药片不得多于 2 片，并不得有 1 片超出限度 1 倍。

表 1-2　重量差异限度

平均片重	重量差异限度
0.30g 以下	±7.5%
0.30g 或 0.30g 以上	±5%

【注意事项】

① 小剂量乙酰水杨酸应先粉碎过 80 目不锈钢筛，然后与辅料混合时，常采用逐级稀释法（等容量递增法），并反复过筛、混合以确保混合均匀。

② 黏合剂用量要恰当，使软材达到以手握之可成团块、手指轻压时又能散裂而不成粉状为度。再将软材挤压过筛，制成所需大小的颗粒，颗粒应以无长条状、块状和过多的细粉为宜。

③ 乙酰水杨酸在湿、热下不稳定，尤其遇铁质易变色并水解成水杨酸和醋酸，前者对胃有刺激性。用含有少量酒石酸或枸橼酸（约为乙酰水杨酸量的 1%）淀粉浆混匀后制粒，也可采用乙醇或 2%～5%HPMC 的醇水溶液作为黏合剂，以增加主药的稳定性。硬脂酸镁和硬脂酸钙能促进乙酰水杨酸的水解，故用滑石粉作润滑剂。此片剂干燥温度宜控制在 50～60℃，以防高温药物不稳定。

④ 在包衣前，可先将乙酰水杨酸片芯在 50℃干燥 30min，吹去片剂表面的细粉。由于片剂较少，在包衣锅内纵向粘贴若干 1～2cm 宽的长硬纸条或胶布，以增加片子与包衣锅的摩擦，改善滚动性。

⑤ 必须选用不锈钢包衣锅，因乙酰水杨酸等药物遇金属不稳定，可先在包衣锅内喷雾覆盖一层包衣膜。

⑥ 喷雾较快时，片子表面若开始潮湿，在包衣锅内的滚动将减慢，翻滚困难，此时应立即停止喷雾并开始吹热风干燥。

⑦ 包衣温度应控制在 50℃左右，以避免温度过高导致药物分解或使片剂表面产生气泡，衣膜与片芯分离。

五、实验结果与讨论

将制得的阿司匹林肠溶片进行质量检查，并描述结果及原因。

【思考题】

① 制备乙酰水杨酸片时如何避免水杨酸分解？应选用何种润滑剂？

② 若片剂的崩解时限合格，是否还需要测定溶出度？

③ 常用的肠溶包衣材料有哪些？

附　阿司匹林肠溶片的质量检查

本品含阿司匹林（$C_9H_8O_4$）应为标示量的 93.0%～107.0%。

【性状】

本品为肠溶包衣片，除去包衣后显白色。

【鉴别】

① 取本品的细粉适量（约相当于阿司匹林 0.1g），加水 10mL，煮沸，放冷，加三氯化铁试液 1 滴，即显紫堇色。

② 在含量测定项下记录的色谱图中，供试品溶液主峰的保留时间应与对照品溶液主峰的保留时间一致。

【检查】

游离水杨酸　取本品细粉适量（约相当于阿司匹林 0.1g），精密称定，置 100mL 容量瓶中，加 1％冰醋酸的甲醇溶液振摇使阿司匹林溶解，并稀释至刻度，摇匀，滤膜滤过，取续滤液作为供试品溶液（临用新制）；取水杨酸对照品约 15mg，精密称定，置 50mL 容量瓶中，加 1％冰醋酸的甲醇溶液溶解并稀释至刻度，摇匀，精密量取 5mL，置 100mL 容量瓶中，用 1％冰醋酸的甲醇溶液稀释至刻度，摇匀，作为对照品溶液。按照阿司匹林游离水杨酸项下的方法测定，按外标法以峰面积计算，不得过标示量的 1.5％。

酸中溶出量　溶出条件以 0.1mol/L 的盐酸溶液 600mL（25mg、40mg、50mg 规格）或 750mL（100mg、300mg 规格）为溶出介质，转速为 100r/min，依法操作，经 2h 取样。

供试品溶液　取溶出液 10mL，滤过，取续滤液。

对照品溶液　取阿司匹林对照品适量，精密称定，加溶剂溶解并定量稀释制成每 1mL 中约含 4.25μg（25mg 规格）、7μg（40mg 规格）、8.25μg（50mg 规格）、13μg（100mg 规格）、40μg（300mg 规格）的溶液。

溶剂、色谱条件与系统适用性要求见含量测定项下。

测定法　见含量测定项下。计算每片中阿司匹林的溶出量。

限度　小于阿司匹林标示量的 10％，应符合规定。

缓冲液中溶出量　溶出条件酸中溶出量项下 2h 取样后，在溶出杯中，立即加入 37℃ 的 0.2mol/L 磷酸钠溶液 200mL（25mg、40mg、50mg 规格）或 250mL（100mg、300mg 规格），混匀，用 2mol/L 盐酸溶液或 2mol/L 氢氧化钠溶液调节溶液的 pH 值至 6.8±0.05，继续溶出，经 45min 时取样。

供试品溶液　取溶出液 10mL，滤过，取续滤液。

阿司匹林对照品溶液　取阿司匹林对照品适量，精密称定，加溶剂溶解并定量稀释制成每 1mL 中约含 22µg（25mg 规格）、35µg（40mg 规格）、44µg（50mg 规格）、72µg（100mg 规格）、0.2mg（300mg 规格）的溶液。

水杨酸对照品溶液　取水杨酸对照品适量，精密称定，加溶剂溶解并定量稀释制成每 1mL 中约含 1.7µg（25mg 规格）、2.6µg（40mg 规格）、3.4µg（50mg 规格）、5.5µg（100mg 规格）、16µg（300mg 规格）的溶液。

溶剂、色谱条件与系统适用性要求　见含量测定项下。

测定法　精密量取供试品溶液、阿司匹林对照品溶液与水杨酸对照品溶液，分别注入液相色谱仪，记录色谱图。按外标法以峰面积分别计算每片中阿司匹林和水杨酸的含量，将水杨酸含量乘以 1.304 后，与阿司匹林含量相加即得每片缓冲液中溶出量。

限度　标示量的 70%，应符合规定。

其他　应符合片剂项下有关的各项规定（通则 0101）。

【含量测定】 照高效液相色谱法（通则 0512）测定。

溶剂　见游离水杨酸项下。

供试品溶液　取本品 20 片，精密称定，充分研细，精密称取适量（约相当于阿司匹林 10mg），置 100mL 容量瓶中，加溶剂强烈振摇使阿司匹林溶解并稀释至刻度，摇匀，滤膜滤过，取续滤液。

对照品溶液　取阿司匹林对照品适量，精密称定，加溶剂溶解并定量稀释制成每 1mL 中约含 0.1mg 的溶液。

色谱条件　见游离水杨酸项下。检测波长为 276nm。

系统适用性要求　理论塔板数按阿司匹林峰计算不低于 3000。阿司匹林峰与水杨酸峰之间的分离度应符合要求。

测定法　精密量取供试品溶液与对照品溶液，分别注入液相色谱仪，记录色谱图。按外标法以峰面积计算。

➡ 实 验 三

水杨酸软膏剂的制备及不同类型软膏基质体外释药实验

🌐 一、实验目的

① 掌握各种类型软膏剂的制备方法。

② 通过软膏基质体外释药实验，了解不同类型软膏基质对药物释放的影响。

二、实验原理

软膏剂是指药物加入适宜基质中制成的一种易涂布于皮肤、黏膜或创面的半固体外用制剂，它主要起保护、润滑和局部治疗作用。

软膏剂的基质不仅是软膏剂的赋形剂，且常因其占软膏剂组成比例较大，而使软膏剂具有其一定的理化特性，并对软膏剂的质量及疗效发挥着重要作用。

软膏剂常用基质有三种：第一种是油脂性基质，包括烃类、类脂类及动植物油等；第二种是乳剂型基质，分为水包油型（O/W）和油包水型（W/O）二类；第三种是水溶性基质。软膏剂的制备方法一般可采用研和法、熔和法和乳化法三种。

软膏要发挥疗效，首要条件是混合后，软膏基质中的药物须以适当速率和有足够的量释放到达皮肤表面。因此药物自软膏基质的释放是影响软膏剂作用的因素之一，可以通过研究药物从基质中的释放来评价软膏基质的优劣。药物从基质中的释放有多种体外实验测定方法。本实验采用琼脂扩散法，即用琼脂凝胶为扩散介质，将软膏剂涂在含有指示剂的凝胶表面，放置一定时间后，测定显色区的高度来比较药物在基质中释放的速率，扩散距离与时间的关系可用 Lockie 实验式表示：

$$y^2 = kx$$

式中，y 为扩散距离，mm；x 为扩散时间，h；k 为扩散系数，mm^2/h。

以不同时间显色区的高度的平方（y^2）对扩散时间（x）作图，应得一条过原点的直线，此直线的斜率即为 k，k 反映了软膏剂释药能力的大小。

三、实验材料

仪器：有柄坩埚、水浴锅、研钵、试管、烧杯、量筒、蒸发皿等。

试剂：水杨酸、凡士林、液体石蜡、氢氧化钠、甘油、硬脂酸、十二烷基硫酸钠、羧甲基纤维素钠、氯化钠、氯化钾、氯化钙、三氯化铁试液、琼脂粉等。

四、实验步骤

1. 不同类型软膏基质的制备

（1）油脂性软膏基质

① 配方　凡士林　　　　　11.25g

　　　　　液体石蜡　　　　3.0g

② 制备　取凡士林、液体石蜡研和均匀，即得。

（2）乳剂型软膏基质

① 配方　硬脂酸　　　　　　　　2.1g

　　　　　氢氧化钠　　　　　　　0.11g

　　　　　甘油　　　　　　　　　1.8mL

　　　　　十二烷基硫酸钠　　　　0.5g

　　　　　蒸馏水　　　　　　　　9.74mL

② 制备　取硬脂酸置蒸发皿中，水浴熔化。另称取氢氧化钠，加处方量水使溶解，并加入十二烷基硫酸钠和甘油搅拌均匀，预热至与熔化的硬脂酸同温度后，在搅拌下缓缓加到硬脂酸熔融液中，不断搅拌至冷，即得。

（3）水溶性软膏基质

① 配方　羧甲基纤维素钠　　　　0.9g

　　　　　甘油　　　　　　　　　1.5g

　　　　　蒸馏水　　　　　　　　11.85mL

② 制备　取甘油溶于处方量蒸馏水中，将约 1/2 量倒入羧甲基纤维素钠中，使其溶胀并搅拌至呈凝胶状，再加入剩余的水溶液，搅拌即得。

2. 5%水杨酸软膏的制备

（1）配方　水杨酸　　　　　　　　0.75g

　　　　　基质　　　　　　　　　14.25g

（2）制备　取水杨酸研细，与已制备好的基质用研和法混合均匀即得。

3. 释药实验

（1）琼脂管的制备

① 林格氏溶液的配制

a. 配方　氯化钠　　　　　　　　1.28g

　　　　　氯化钾　　　　　　　　0.05g

　　　　　氯化钙　　　　　　　　0.05g

　　　　　蒸馏水　　　　　　　　加至 150mL

b. 制备　将氯化钠、氯化钾、氯化钙溶于适量水中，加水至 150mL 即得。

② 制备含三氯化铁试液的琼脂基质

a. 配方　琼脂　　　　　　　　　3g

　　　　　林格氏溶液　　　　　　150mL

　　　　　三氯化铁试液　　　　　5mL

b. 制备　称取琼脂 3g，加入林格氏溶液 150mL，水浴加热至溶化，必要时趁热过滤，然后加入9％三氯化铁试液，趁热等量分装于3支适宜的试管中，冷却备用。

（2）释药实验操作步骤

将已配好的水杨酸软膏，分别小心地填充于盛有琼脂基质的试管中，使之与基质表面紧贴，各管装置一致，记下时间，照表1-3中所示时间测量显色区的高度（mm）并记于表1-3中。

表1-3　不同时间三种水杨酸软膏扩散高度表

扩散时间/h	显色区高度/mm		
	处方1	处方2	处方3
0			
0.5			
1			
1.5			
2			
3			
5			
7			

五、实验结果与讨论

① 以显色区高度的平方对扩散时间作图，拟合一直线，求此直线的斜率，即为 k。

② 从释药曲线和扩散系数比较不同类型软膏基质释药能力，并讨论之。

【思考题】

① 释药实验中三种软膏基质各属何种类型？试分析其处方。

② 乳剂型软膏剂制备方法的一般规律是什么？

附　尿药法测定水杨酸钠片剂的生物利用度

一、实验目的

① 通过实验掌握用尿药法求算体内药代动力学参数。

② 通过实验掌握药物的生物利用度的一般研究方法。

③ 通过测定求出水杨酸钠的生物半衰期。

二、实验原理

药物在体内的吸收、分布、代谢和排泄等过程既有区别，又有联系，具有一定相关性。药物在体内的速率过程变化规律及生物利用度等相关参数，要通过实验采用血药浓度法、尿药法或唾液药物浓度法等方法获得。

在多数情况下，尿药浓度高于血药浓度，定量分析精密度好，测定方法较易建立，且取样方便，可免除受试者多次抽血的痛苦。因此，在体内药物大部分以原形从尿中排出的条件下，通常可用尿药法获得消除速率常数、生物半衰期等动力学参数。

生物利用度反应药物在体内被吸收的速率和程度，它可分为相对生物利用度与绝对生物利用度。用药物的口服制剂与静脉注射剂相比较，可求算绝对生物利用度；与其他制剂相比较，可求算相对生物利用度。本实验采用口服真溶液剂为参比，测定水杨酸钠片剂的相对生物利用度。

三、实验材料

仪器：容量瓶、电子天平、带塞玻璃试管、移液管、紫外分光光度计等。

试剂：水杨酸钠片剂、水杨酸钠标准品、10%三氯化铁溶液等。

四、实验步骤

1. 绘制水杨酸钠标准曲线

精密称取干燥至恒重的水杨酸钠 0.5g，置 100mL 容量瓶中，加蒸馏水溶解并稀释至刻度，各精密吸取此溶液 1.5mL、2.5mL、3.5mL、4.5mL、5.5mL 分别置 50mL 容量瓶中，加蒸馏水稀释至刻度，摇匀，得浓度分别为 0.15mg/mL、0.25mg/mL、0.35mg/mL、0.45mg/mL、0.55mg/mL 的标准溶液。取干燥洁净的带塞玻璃试管 5 支，分别精密吸取以上各溶液的水杨酸钠标准溶液于试管中，再分别加入 10%三氯化铁 5mL，混合均匀，用紫外分光光度计于 540nm 波长处测定吸光度。将测得数据进行回归分析，得吸光度对标准溶液浓度的回归方程，即为标准曲线。参比溶液以蒸馏水代替标准液。

2. 测定生物利用度

（1）实验方法

① 选择受试者的条件

② 对受试者的要求

a. 服药前 48h 开始，不吃任何含水杨酸盐类食物。

b. 小便应按规定收集完全，不得损失，并保持尿样不污染。在收集尿样期间内不做剧烈运动。

c. 早晨收集空白尿，空腹时口服水杨酸钠片 0.6g，对照组口服相当于 0.6g 的水杨酸钠真溶液。

d. 按以下时间喝水和收集尿样，并记录排尿量。

服药当天：

　　7:30 喝水 150mL

　　7:55 小便（收空白尿）

　　8:00 用 250mL 温开水吞服 0.3g/片的水杨酸钠片两片

　　8:30 收集尿样

　　9:00 收集尿样

　　10:00 收集尿样，喝水 200mL

　　12:00 收集尿样，喝水 150mL

　　14:00 收集尿样，喝水 100mL

　　16:00 收集尿样，喝水 100mL

　　18:00 收集尿样

　　20:00 收集尿样，喝水 100mL

　　22:00 收集尿样

第二天：

　　8:00 收集尿样

　　22:00 收集尿样

③ 测定方法：每次尿样测量体积后，精密吸取 1mL 于干燥洁净的试管中，加 10% 三氯化铁 5mL，按"绘制水杨酸钠标准曲线"项下进行测定，参比液用空白尿替代含药尿样。如显色时发现色泽太深，则根据情况将尿样稀释后取样测定。如果天气炎热，须将空白尿及尿样置冰箱中保存，以防长霉发酵，影响结果的准确性。

（2）数据处理

① 将所测各时间尿样的吸光度代入标准曲线，计算出该尿样浓度，再乘以尿量（如尿样稀释则需乘上稀释倍数），计算出各时间的尿药排泄量。

② 以 $\lg \dfrac{\Delta x}{\Delta t}$ 对相邻两时间的中点时间（$t_{中}$）作尿药排泄速率曲线。

式中　Δx——各时间的尿药排泄量；

　　　　Δt——相邻两次集尿时间的间隔时间。

③ 根据作出的尿药排泄曲线求出水杨酸钠片剂和真溶液的药代动力学参数

（见表1-4）。

$$b=(Y_2-Y_1)/(X_2-X_1)$$

或将曲线后部直线部分进行回归分析，求出直线斜率b。

$$消除速率常数=2.303\times b$$

表1-4 尿药法测不同水杨酸钠制剂的药代动力学参数

剂型	消除速率常数k	半衰期t/h	总排泄量/mg
片剂			
真溶液			

生物半衰期：$t_{1/2}=0.693h$

④ 生物利用度：以真溶液为参比，求片剂的相对生物利用度。

⑤ 尿药法数据记录（见表1-5）。

姓名：　　　性别：　　　产品厂家及批号：

表1-5 不同水杨酸钠制剂尿药法测量数据

序号	集尿时间/h	口服水杨酸真溶液					口服水杨酸片				
		尿量/mL	稀释倍数	吸光度	平均浓度/(mg/mL)	排泄量/mL	尿量/mL	稀释倍数	吸光度	平均浓度/(mg/mL)	排泄量/mL
1	0										
2	0.5										
3	1										
4	2										
5	4										
6	6										
7	8										
8	10										
9	12										
10	14										
11	24										
12	38										
				累计					累计		

【注意事项】

① 在每次收集尿样的时间必须小便一次，且在上一次收集尿样后所排出的小便均要收集完全，作为下一个时间的尿样。每次收集尿液的容器必须洗净，用

蒸馏水清洗，沥干备用。

② 受试者服用样品的安排：本实验仅做两种剂型，同一受试者二次服药之间应间隔 4 天以上。

五、实验结果与讨论

① 计算并分析水杨酸钠片剂和真溶液的药代动力学参数。

② 以真溶液为参比，计算并分析片剂的相对生物利用度。

【思考题】

血药浓度法与尿药法测定药代动力学参数各有何特点？

实验四

阿司匹林片的含量测定——中和滴定法

一、实验目的

学习药品乙酰水杨酸含量的测定方法，了解该药的纯品（即原料药）与片剂分析方法的差异。

二、实验原理

乙酰水杨酸（阿司匹林）是最常用的药物之一。它是有机弱酸（$pK_a = 3.0$），摩尔质量为 $180.10g/mol$，微溶于水，易溶于乙醇。在 $NaOH$ 或 Na_2CO_3 等强碱性溶液中溶解并分解为水杨酸（即邻羟基苯甲酸）和乙酸盐。

$$\text{COOH-OCOCH}_3 + 3OH^- \longrightarrow \text{COO}^- \text{-O}^- + CH_3COO^- + 2H_2O$$

由于它的 pK_a 较小，可以作为一元酸用 $NaOH$ 溶液直接滴定，以酚酞为指示剂。为了防止乙酰基水解，应在 $10\,℃$ 以下的中性冷乙醇介质中进行滴定，滴定反应式为：

$$\text{COOH-OCOCH}_3 + OH^- \longrightarrow \text{COO}^- \text{-OCOCH}_3 + H_2O$$

直接滴定法适用于乙酰水杨酸纯品的测定，而药片中一般都混有淀粉等不溶物，在冷乙醇中不易溶解完全，不宜直接滴定。可以利用上述水解反应，采用反滴定法进行测定。药片研磨成粉状后加入过量的 NaOH 标准溶液，加热一定时间使乙酰基水解完全，再用 HCl 标准溶液回滴过量的 NaOH，以酚酞的粉红色刚刚消失为终点。同时，将滴定的结果用空白试验校正，根据滴定液使用量，计算阿司匹林的含量。

三、实验材料

仪器：瓷研钵、碱式滴定管、锥形瓶、电子天平、酸式滴定管、移液管、容量瓶、电炉等。

试剂：阿司匹林药片、0.1mol/L HCl 溶液、0.1 mol/L NaOH 溶液、无水乙醇、酚酞指示液等。

四、实验步骤

① 取供试品 10 片，精密称定，研细，精密称取阿司匹林 0.3～0.4g，置锥形瓶中。

② 加中性乙醇（对酚酞指示液显中性）20mL，振摇使阿司匹林完全溶解后，加酚酞指示液 3 滴，滴加氢氧化钠滴定液（0.1mol/L）至溶液显粉红色，记录下所用氢氧化钠的体积 V_1。

③ 再加氢氧化钠滴定液（0.1mol/L）40mL，置电炉上加热 15min 并时时振摇，迅速放冷至室温，用 HCl 溶液（0.1mol/L）滴定，记录消耗的盐酸的体积 V_2。

④ 用空白样，采用同样的操作步骤（操作步骤②和③），记录下空白样品的体积 V_1' 和 V_2'。

⑤ 用空白值进行实验校正。

⑥ 计算。滴定液 NaOH 所消耗的体积（mL）为：$V_{NaOH} = (V_1 + 40 - V_2) - (V_1' + 40 - V_2')$。

每 1mL NaOH 滴定液（0.1mol/L）相当于 18.16mg 的 $C_9H_8O_4$，即滴定度 $T = 0.1 \times 180.16 = 18.16$（mg）。

$$阿司匹林含量(\%) = V_{NaOH} \times T \times F \times 0.001 / M \times 100\%$$

式中，F 为滴定液的浓度校正因子，即为滴定液实际浓度/滴定液规定浓度；M 为样品的质量，g。

五、实验结果与讨论

计算阿司匹林片的含量，并判断其是否符合《中国药典》的规定。

【思考题】

① 测定阿司匹林片的含量时，加入乙醇的目的是什么？

② 测定阿司匹林片的含量时，为什么要做空白试验？

③ 称取纯品试样（晶体）时，所用锥形瓶为什么要干燥？

➡ 实验五

阿司匹林的解热镇痛抗炎作用

🌐 一、实验目的

① 掌握药理实验设计的方法及基本原理等知识。

② 研究常用解热镇痛药阿司匹林对发热家兔的影响。

③ 了解热板法的实验原理，观察阿司匹林的镇痛、抗炎作用。

🧬 二、实验原理

体温调节中枢由两部分组成，一个是正调节中枢，主要包括 POAH 等，另一个是负调节中枢，主要包括 VSA、MAN 等。当外周致热信号传入中枢后，启动体温正负调节机制，一方面通过正调节介质使体温上升，另一方面通过负调节介质限制体温升高。发热过程可分为三个时期。

① **体温上升期**：在发热的开始阶段，由于正调节占优势，故调定点上移。此时，原来的正常体温变成了冷刺激，中枢对冷信息起反应，发出指令经交感神经到达散热器官，引起皮肤血管收缩和血流减少，导致皮肤温度降低，散热随之减少。同时指令到达产热器官，引起寒战和物质代谢加强，产热随之增加，体温升高。

② **高温持续期**：当体温升高到调定点的新水平时，便不再上升，而是在这个与新调定点相适应的高水平上波动，此时寒战停止并开始出现散热反应，产热和散热基本平衡。

③ **体温下降期**：经历高温持续期后，由于激活物、内生致热原（EP）及发

热介质的消除，体温调节中枢的调定点返回到正常水平。这时由于体温高于调定点，POAH 的温敏神经元发放频率增加，通过调节作用使交感神经的紧张性活动降低，皮肤血管进一步扩张，散热增强，产热减少，体温开始下降，逐渐恢复到与正常调定点相适应的水平。

前列腺素 E（PGE）动物注射能引起明显的发热反应，同时伴有代谢率的改变，其致热敏感点在 POAH。

阿司匹林为一种具有显著解热镇痛作用的药物，能使发热体体温迅速降低到正常，而对体温正常体一般无影响。其解热作用机制主要是通过抑制环氧合酶（COX-2）从而抑制前列腺素 E 的合成，阿司匹林为 PGE 的合成抑制剂。

家兔体温测定一般采取肛门测温法，家兔正常体温为 $38.5 \sim 39.5 ℃$，幼兔体温高于成年兔，成年兔体温高于老年兔。如果其体温升高到 $41℃$，则是患急性、烈性传染病的表现。

小鼠的足底无毛，皮肤裸露，在温度 $(55 \pm 0.5)℃$ 的金属板上产生疼痛反应，表现为舔后足、踢后腿等现象。阿司匹林可提高痛阈，推迟小鼠疼痛出现时间。

三、实验材料

仪器：兔手术台、电子秤、手术器械、连有三通的动脉插管、输液架、输液装置 1 套、烧杯、10mL 和 5mL 注射器各 2 支、压力换能器、心电记录电极、MEDLAB 生物信号处理系统、肛温计或体温计、恒温水浴箱、热板槽、天平、鼠笼、秒表、电子天平、直径 9mm 打孔器、剪刀、注射器、针头 5 号等。

试剂：注射用 PGE（$6\mu g/kg$）、注射用 0.4% 精氨酸阿司匹林、生理盐水、苦味酸、二甲苯等。

实验动物：家兔；小鼠雌雄各半，体重 20g 左右。

四、实验步骤

1. 阿司匹林的解热作用

① 将体温计插入家兔肛门，深度为 3.5～5cm（保持 3～5min）。

② 然后用 PGE（$6\mu g/kg$）从耳缘静脉注射进入家兔体内，30min 后记录体温。

③ 待体温上升到持续高温阶段，耳缘静脉注射 0.4% 精氨酸阿司匹林（1mL/kg），30min 后，测量体温。

④ 比较正常、发热中和解热后三组数据的关系。

2. 阿司匹林的镇痛作用

① 将恒温水浴箱内加水至没过烧杯底部 1cm，调节水温至（55±0.5）℃。

② 筛选并测定正常痛阈。将小鼠放入烧杯内立即用秒表记录时间，密切观察小鼠反应，以舔后足为痛觉指标，记录痛阈时间值（从小鼠放入热板烧杯内到出现舔后足）。每只小鼠测痛阈 2 次（间隔 3min），取其平均值为正常痛阈（药前痛阈）。凡在 30s 内不舔后足或痛阈小于 10s 者弃去。

③ 分组给药，并记录给药时间。甲组用 0.4% 精氨酸阿司匹林灌胃 0.15mL/10g；乙组用同等剂量的生理盐水。

④ 测痛阈变化值。给药后 15min、30min、60min 各测痛阈 1 次，对 60s 内不舔足的小鼠应立即取出来，痛阈按 60s 计算。

3. 阿司匹林对小鼠抗炎作用研究

① 雄性小鼠 10 只，随机分为两组。A 组为对照组，用生理盐水按 0.1mL/10g 剂量灌胃给药；B 组为精氨酸阿司匹林组，用 0.4% 精氨酸阿司匹林按 0.1mL/10g 剂量灌胃给药。

② 给药 2h 后，取二甲苯，按 0.02mL/只剂量在右耳面前后均匀涂抹二甲苯。0.5h 后处死小鼠，剪下双耳，用直径 9mm 打孔器打下双耳同一部位耳片，分别于电子天平（十万分之一）称重，求出各组动物耳廓的肿胀度。

五、实验结果与讨论

① 综合全实验室数据，计算出各组痛阈的平均值填入表 1-6。

表 1-6　阿司匹林的镇痛作用

组别	动物数	痛阈值/s			
		药前	药后 15min	药后 30min	药后 60min
精氨酸阿司匹林组					
生理盐水组					

② 计算各组动物用药后 15min、30min、60min 时的痛阈提高率（P）。

$$P(\%) = \frac{\text{药后痛阈值均数} - \text{药前痛阈值均数}}{\text{药前痛阈值均数}} \times 100\%$$

③ 以时间（min）为横坐标，痛阈提高率为纵坐标，绘制各组的时-效曲线。

④ 耳廓的肿胀度计算：右耳质量－左耳质量；

肿胀率计算：（右耳质量－左耳质量）/左耳质量×100%

⑤ 将实验结果填入表 1-7 后，处理并分析。

表 1-7　阿司匹林的抗炎作用

组别	动物数	耳肿胀度（均值±标准差）	标准误差
生理盐水组			
精氨酸阿司匹林组			

【思考题】

① 简述阿司匹林的解热镇痛抗炎的作用机制。

② 阿司匹林和氯丙嗪对体温的影响有何不同？

③ 阿司匹林和吗啡的镇痛作用有何不同？

➡ 实验六

阿司匹林的血药浓度测定

🌐 一、实验目的

① 掌握阿司匹林血样的处理方法。

② 掌握血药浓度-时间曲线的测定方法。

③ 掌握单室模型血管外给药药代动力学参数的提取方法。

⚗ 二、实验原理

阿司匹林在体内转化为水杨酸盐。把混合试剂加到家兔口服阿司匹林后不同时间采集的血清样本中，升汞沉淀蛋白质，而铁盐与水杨酸作用显紫色，在一定温度范围内，显色强度与水杨酸的浓度成正比。在 540nm 波长处测定紫色溶液的吸光度（A），再根据标准曲线进行浓度换算，即得到给药后不同时间的血药浓度值。采用残数法求出 C_{max}、t_{max}、K、$t_{1/2}$、V 等有关药代动力学参数。

🔍 三、实验材料

仪器：兔台、紫外分光光度计、手术器械、酒精棉球、刻度离心管、离心机、恒温水浴锅（孵箱）等。

试剂：$500\mu g/mL$ 水杨酸标准溶液、混合试剂（升汞＋硝酸铁溶液）、阿司匹林片、二甲苯、空白血清等。

四、实验步骤

1. 血清水杨酸标准曲线的绘制

取刻度离心管 5 支，各加入空白血清 0.5mL，依次加入水杨酸标准液 0.1mL、0.3mL、0.5mL、0.7mL、0.9mL，各加蒸馏水至 2.0mL，加入混合试剂 4.0mL，振摇混合，离心 10min，分离上清液。测定吸光度，并以 2mL 蒸馏水加 4mL 混合试剂作空白对照。在波长 540nm 处测定上清液的吸光度（A）。

2. 血药浓度测定

（1）实验家兔的准备及给药方法　体重 2.5～3kg，耳完整无缺，静脉清晰，血流通畅无阻滞的健康家兔，提前 12h 禁食。口服片剂剂量为 50～100mg/kg。给药时，二人协作，一人坐好，将兔躯干夹于两腿之间，左手握住双耳，固定头部，右手抓住前肢，另一人将开口器横放于兔口中，将舌压在开口器下面，固定开口器，用镊子夹住药片，从开口器洞孔送入咽部，用 20mL 水冲服下。

（2）实验家兔取血时间和方法　取血时间：给药后，在 0.25h、0.5h、1h、1.5h、2h、2.5h、3h、4h、5h、7h、9h 分别取兔耳静脉血 2mL。取血方法：家兔耳静脉切口法。固定家兔，在兔耳静脉处剪毛，用酒精棉球擦洗，并用手弹打耳根部，使局部充血，用手术刀片在耳缘静脉远心端进行横切，滴血取血样 1.5～2mL。取血毕，用干棉球压住出血口数分钟即可止血，下次取血时，可在原刀口处进行。出血太慢时，可用二甲苯涂擦兔耳，使其充血。

（3）分离血清及测定　将血样置于室温下，10～30min 凝血，若室温在 10℃ 以下，可将血样置于 37℃ 水浴中或孵箱内保持 2h 左右，加速血清渗出，待血清渗出后离心（2500r/min），分离上清液（血清）。

吸取血清 0.5mL 置试管中，按实验内容 1 中从各加蒸馏水至 2.0mL 起操作，在波长 540nm 处测定上清液的吸光度 A，并在标准曲线方程计算出水杨酸的浓度。

 五、实验结果与讨论

① 作图：在坐标纸上以血药浓度-时间描点作图。

② 用线性回归法求出口服给药后的各药代动力学参数（C_{max}、t_{max}、K、K_a、$t_{1/2}$、V、CL），同时计算 $AUC_{0\sim\infty}$（积分法或梯形法）。

【思考题】

简述各药代动力学参数 C_{max}、t_{max}、K、K_a、$t_{1/2}$、V、CL、$AUC_{0\sim\infty}$ 的

含义。

附　体液 pH 对水杨酸钠排泄的影响

一、实验目的

① 学习尿液中水杨酸的检测方法，掌握体液 pH 对药物排泄的影响及其临床意义。

② 熟悉大鼠代谢笼的使用，巩固大鼠的各种给药方法。

二、实验原理

水杨酸钠经肾脏，排泄物为水杨酸，尿液 pH 对水杨酸排泄影响非常大，当尿液呈酸性时仅排泄 5%，而尿液呈碱性时则排泄大约 85%。尿液中的水杨酸遇到三氯化铁后可生成紫色络合物，根据反应后溶液紫色深浅可以定性分析水杨酸排泄量的多少。

三、实验材料

仪器：大白鼠代谢笼 2 个、天平 1 个、棉手套 1 只、大鼠灌胃器 2 个、5mL 注射器 2 个、6 号针头 2 个、30mL 量筒 1 个等。

试剂：5%碳酸氢钠溶液（A 药液）、15%氯化铵溶液（B 药液）、2%水杨酸钠溶液、1%三氯化铁溶液、5%葡萄糖生理盐水、蒸馏水、苦味酸、1%速尿等。

实验动物：大白鼠，雌雄不限，200～300g。

四、实验步骤

① 取大白鼠两只称重并编号。

② 给其中一只按 0.5mL/100g 灌胃 A 药液，给另一只以同样剂量灌胃 B 药液。

③ 30min 后给两只大鼠灌胃 5%葡萄糖生理盐水 2mL/100g。

④ 30min 后，分别给两只大鼠腹腔注射 2%水杨酸钠溶液 1mL/100g 及 1%速尿 0.2mL/100g。

⑤ 收集各鼠 30min 尿液，将收集的尿液分别用蒸馏水稀释到 30mL，加 1%三氯化铁 5mL，比较紫色深浅。

【注意事项】

① 实验步骤进行到 4 后，再将集尿笼插入代谢笼中，以免收集尿液前将集

尿笼污染。

② 实验用烧杯、量筒、注射器、集尿笼等应清洗干净，否则影响反应 pH，导致实验结果不准确。

五、实验结果与讨论

表 1-8　体液 pH 值对水杨酸钠排泄的影响

大白鼠编号	体重/g	药物	尿液反应后颜色	结果分析
1	A			
2	B			

【思考题】

① 药物的排泄途径有哪些？影响药物排泄的因素有哪些？

② 体液 pH 还对药物的哪些体内过程有影响？有何临床意义？

③ 实验中给予碳酸氢钠、氯化铵、葡萄糖生理盐水、速尿等药物的目的各是什么？

④ 根据反应后溶液紫色深浅为什么可以定性分析水杨酸钠排泄量的多少？写出水杨酸与三氯化铁的反应式。

实验一

苯妥英钠的合成

一、实验目的

① 学习安息香缩合反应的原理和应用；维生素 B_1 为催化剂进行反应的机理和实验方法。

② 了解稀硝酸作为氧化剂的实验方法。

二、实验原理

苯妥英钠为抗癫痫药，适于治疗癫痫大发作，也可用于三叉神经痛，及某些类型的心律不齐。苯妥英钠化学名为 5,5-二苯基乙内酰脲钠盐，化学结构式为：

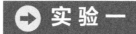

苯妥英钠为白色粉末，无臭、味苦；易溶于水，能溶于乙醇，几乎不溶于乙

醚和氯仿。本品微有吸湿性，在空气中渐渐吸收二氧化碳，分解成苯妥英。

合成路线如下：

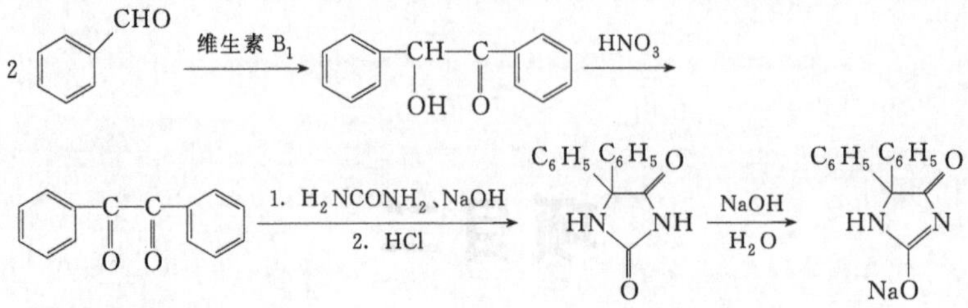

三、实验材料

仪器：电热恒温鼓风干燥箱、真空干燥箱、集热式恒温加热磁力搅拌器、搅拌子、循环水真空泵、显微熔点仪、分析天平、锥形瓶、三颈烧瓶、保鲜膜、温度计、球形冷凝器、布氏漏斗、抽滤瓶、滤纸等。

试剂：苯甲醛、维生素 B_1、硝酸、脲、二甲基硅油、无水乙醇、活性炭、盐酸、氢氧化钠、二苯乙醇酮等。

四、实验步骤

1. 安息香的制备

① 于锥形瓶内加入维生素 B_1 6g、水 30mL、无水乙醇 60mL（水和无水乙醇提前用冰水冷却）。不时摇动，待维生素 B_1 溶解，加入 2mol/L 的 NaOH（冰浴冷透）22.5mL，快速加入新蒸馏的苯甲醛 22.5mL，摇匀，加入搅拌子，冰水浴下，搅拌 40min，用保鲜膜封住锥形瓶口，放置两天。

② 抽滤，得淡黄色结晶，用 100mL 冰水分多次洗涤，得安息香粗品。70℃下少量多次加 95% 乙醇至全溶，冰水冷却，晶体重新析出，抽滤，用少量水洗涤，烘干，称重，测熔点（纯安息香为白色针状结晶，参考熔点为 133℃）。

2. 二苯乙二酮的制备

① 在装有搅拌器、温度计、球形冷凝器的 100mL 三颈烧瓶中，投入二苯乙醇酮 8g、稀硝酸（$HNO_3 : H_2O = 1 : 0.6$）20mL。

② 搭好装置，开动搅拌器，用油浴加热，逐渐升温至沸（110℃左右），反应 2h。反应中产生二氧化氮气体，溶液颜色加深，后期变为棕色，可从冷凝器顶端装一导管，将其导入 0.25mol/L NaOH 溶液中吸收。

③ 反应完毕，此时体系为上下两层澄清溶液，上层棕红色，下层棕黄

色。在搅拌下，将反应液慢慢倾入 150mL 水（室温）中，搅拌至结晶全部析出。抽滤，结晶用少量水洗，干燥，得黄绿色块状二苯乙二酮粗品，测熔点。

3. 苯妥英的制备

① 在装有搅拌器、温度计、球形冷凝器的 100mL 三颈烧瓶中，投入二苯乙二酮 4g、脲 1.5g、20% NaOH 12mL、50% 乙醇 20mL，开动搅拌，加热至沸（100℃左右），回流反应 50min。

② 反应完毕，得到棕色溶液。取下三颈烧瓶，稍冷，擦净底部残留的油渍，搅拌下将反应液倾入到 120mL 冷水中，得乳黄色悬浊液，用活性炭水浴（70℃）搅拌下脱色 15min，然后冷却至室温，有灰色絮状沉淀析出，抽滤，除去副产物和活性炭。滤液用 10% 盐酸调至 pH 5～6，放置过夜后，析出结晶，结晶完全后，抽滤，结晶用少量水洗，得橘黄色苯妥英粗品，干燥称重。

4. 成盐与精制

① 预先将水加热至 40℃，将苯妥英粗品置 100mL 烧杯中，按粗品与水为 1∶4 的比例加入水，搅拌下滴加 20% NaOH 至全溶。

② 加活性炭少许脱色，在搅拌下加热 5min，趁热抽滤（布氏漏斗和抽滤瓶应预热）。室温放冷，后冰水冷却，析出橘红色结晶，抽滤，用少量冰水洗涤，干燥得苯妥英钠，称重，计算收率。

【注意事项】

① 维生素 B_1 在酸性条件下稳定，但易吸水，在水溶液中易被空气氧化而失效。遇光和 Fe^{3+}、Cu^{2+}、Mn^{2+} 等金属离子可加速氧化。在 NaOH 溶液中噻唑环易开环失效。因此 NaOH 溶液在反应前必须用冰水充分冷却，否则，维生素 B_1 在碱性条件下会分解，这是本实验成败的关键。

② 硝酸为强氧化剂，使用时应避免与皮肤、衣服等接触。氧化过程中，硝酸被还原产生二氧化氮气体，该气体具有一定刺激性，故须控制反应温度，以防止反应激烈，大量二氧化氮气体逸出。

③ 制备钠盐时，水量稍多可使收率受到明显影响，要严格按比例加水。

五、实验结果与讨论

记录各个操作步骤中出现的实验现象并对该实验现象进行解释。

【思考题】

简述实验过程中观察到的现象及出现这些现象的原因。

附 维生素 B_1 催化合成安息香机理

本次实验使用维生素 B_1 催化安息香缩合反应。维生素 B_1 又称为硫胺素，其结构如下：

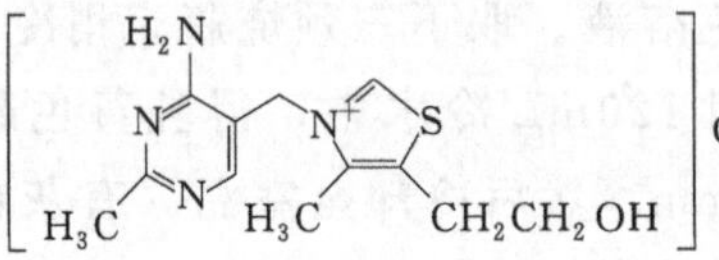

维生素 B_1 是一个噻唑生成的季铵盐，也可对安息香缩合起催化作用。因此，可以用具有生物活性的维生素 B_1 的盐酸盐代替氰化物催化安息香缩合反应。反应时，维生素 B_1 分子中的噻唑环上的氮原子和硫原子邻位的氢，在碱作用下可生成碳负离子：

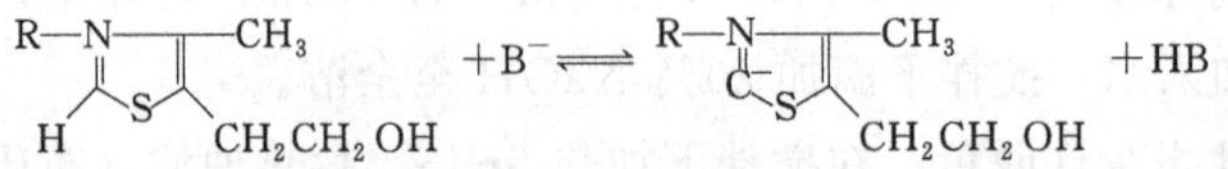

硫胺素分子中最主要的部分是噻唑环，噻唑环 C2 上的氢原子由于受到氮原子和硫原子的影响，具有明显的酸性。在碱的作用下，质子容易被除去，产生的碳负离子作为活性中心，然后与苯甲醛作用生成中间体（形成烯醇中间体）。

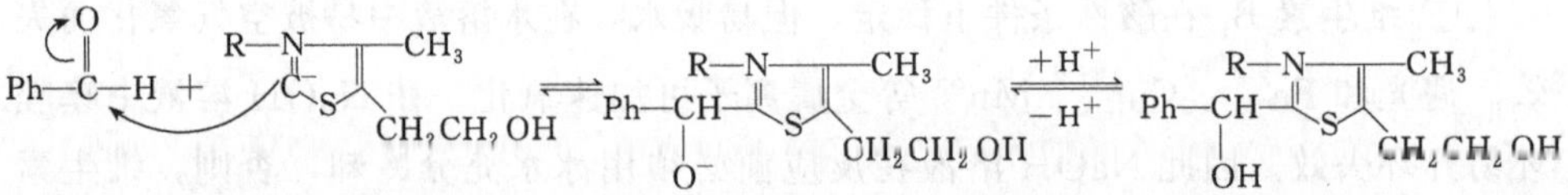

上述中间体可以被分离得到。中间体又经过脱 H^+ 得到另一个中间体烯醇，烯醇与另一分子苯甲醛作用就得到了缩合中间体，再经过水解得到产物。

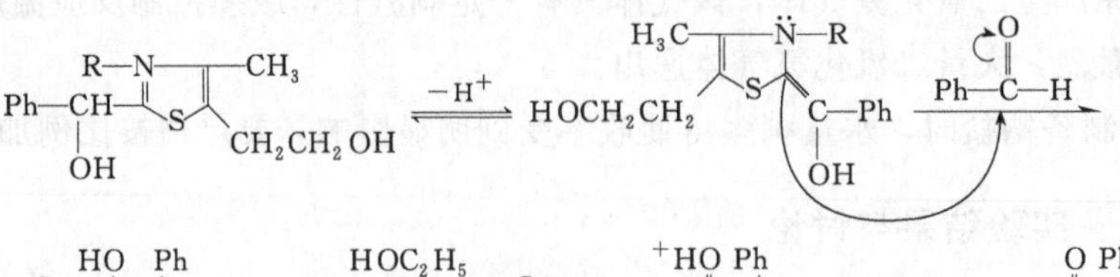

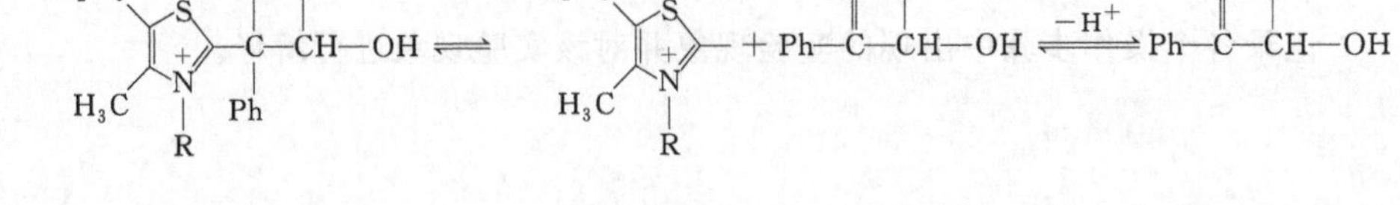

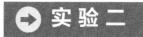

苯妥英钠片剂的制备

一、实验目的

① 掌握苯妥英钠片剂的制备工艺。

② 了解单冲压片机的拆卸和组装，以及如何调整片重和压力等。

二、实验原理

苯妥英钠又名大仑丁，由于其疗效确切、价廉等特点，为治疗癫痫大发作的首选药。目前国内上市的剂型有注射剂、片剂。对于癫痫病，大多数患者需长期服药，有些甚至需要终身服药来控制发作。注射剂在长期静脉注射治疗癫痫时易出现静脉炎。而片剂因质量稳定，剂量准确，应用方便，体积小，携带、运输、贮存方便等原因，在临床使用较为广泛。

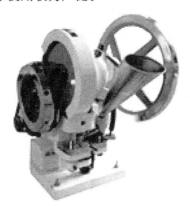

单冲压片机的主要构造部件包括三个部分。①冲模部件：包括冲台、冲模圈、上冲、下冲。②施料装置：靴形加料器、加料斗；③调节器：片重调节器、压力调节器、出片调节器。片重调节器可调节下冲在模孔中下降的深度，借以变动模孔的容积而调节片重；出片调节器调节下冲上升的高度，使下冲上升最高点时，其表面恰好与冲台平面相平，以利于靴型加料器推片；压力调节器与上冲冲杆相连，通过调节上冲下降的深度来调节压片时的压力大小。在压片时，上冲下降的越多，则其在冲模中与下冲的距离越小，产生的压力越大。反之，则压力变小。

单冲压片机主要部件的组装顺序：下冲——→冲台——→冲模圈——→上冲——→靴形加料器——→加料斗。

单冲压片机主要部件的拆卸顺序：加料斗——→靴形加料器——→上冲——→冲模圈——→冲台——→下冲。

使用注意事项：

① 初次使用前应对照机器实物仔细阅读说明书，然后再使用。

② 在使用过程中保护好主要部件，如上冲、下冲、模圈等。

③ 本机器只能按一定方向运转（见手轮或防护罩上的箭头所示），不可反转，以免损坏机件。在压片调整时尤需注意，不要疏忽。

④ 在压片过程中须经常检查药片质量（片重、硬度、表面光洁度等），及时调整。

⑤ 压片前的配料制粒工艺对压片有很大的影响。如药料和润料、填料、黏结剂等辅料的配方，制颗粒的情况（粉体的状况、颗粒松紧、粉粒的比例、含水量等）都直接影响药片质量。往往由于配料制粒不当而不能成片，甚至损坏设备。在湿法制粒压片时，颗粒一般应有适宜的含水量，含水量太多，易发生粘冲，太低则不利于压片，在生产中可用适宜的方法进行测定。最佳的含水量与药物及辅料的性质有关，需要经过实验选择优化工艺参数。因此，本设备不能用于将半固体的、潮湿的，或无颗粒及细粉体的压片。

三、实验材料

仪器：单冲压片机、烘箱、片剂四用测定仪、紫外分光光度计、溶出实验仪、电子分析天平、药筛等。

试剂：苯妥英钠、淀粉、碳酸氢钠、滑石粉、高锰酸钾、氢氧化钠、乙醚、甲醇、三乙胺（均为分析纯）、0.1mol/L 盐酸滴定液、溴酚蓝指示液、苯妥英钠对照品、正庚烷、二氯化汞、氨试液等。

四、实验步骤

1. 处方

苯妥英钠	3.5g
淀粉	4g
碳酸氢钠	0.5g
淀粉浆（15%）	1g
干淀粉	0.5g

滑石粉　　　　　　　　　　　　　　0.5g

按 100 片计，片重规格 0.1g（100mg）。

2. 制法

① 称取淀粉，溶于适量的纯水中，加热制备 15% 淀粉浆。

② 取苯妥英钠研磨成均匀粉末（过 80 目筛），称取处方量与淀粉、碳酸氢钠混匀，加适量 15% 淀粉浆制成软材，使之手握成团，轻压即散。用手掌压过 16 目筛，制粒。湿颗粒于 60℃烘箱干燥 15min 后，抖动过 16 目筛，整粒，将此颗粒与滑石粉和外加淀粉混匀后压片。

3. 质量检查

（1）性状　药品标准对片剂的质量要求外观应完整光洁、色泽均匀，规定苯妥英钠片的性状应为白色片或薄膜衣片。

（2）反应　取本品的细粉适量（约相当于苯妥英钠 1g），加水 20mL 浸渍，使苯妥英钠溶解，滤过，加二氯化汞试液数滴，即生成白色沉淀；在氨试液中不溶。

（3）紫外光谱鉴别　各取本品 10 片（100mg/片）或 20 片（50mg/片）相当于苯妥英钠 1g，研细，加水 20mL 浸渍，滤过，吸取续滤液 0.2mL，置 25mL 的小烧杯中，加高锰酸钾 10mg、氢氧化钠 0.25g 与水 10mL，小火加热 5min，放冷。取上清液 5mL，加正庚烷 20mL，振摇提取，取正庚烷萃取液，照紫外-可见分光光度法（通则 0401）测定，在 248nm 的波长处有最大吸收。

（4）溶出度检查　取本品按《中国药典》（2020 年版）溶出度与释放度测定法（通则 0931 第二法），以水 500mL 为溶出介质，转速为 100r/min，依法操作，经 45min 时，吸取溶液滤过，取续滤液照紫外-可见分光光度法在 258nm 波长处测定吸光度。另取苯妥英钠对照品适量，精密称定，用水溶解并定量稀释成每 1mL 中含约 0.2mg 的溶液，同法测定，计算每片的溶出量。

五、实验结果与讨论

① 描述制得的苯妥英钠片剂的外观性状、反应现象和紫外光谱鉴别结果。

② 计算苯妥英钠片的溶出度。

【思考题】

① 简述单冲压片机的工作原理。

② 简述片剂制备过程中可能会出现的问题及原因。

→ 实验三

苯妥英钠抗心律失常

一、实验目的

观察苯妥英钠的抗心律失常作用。

二、实验原理

苯妥英钠对大脑皮层运动区有高度选择性抑制作用，一般认为是通过稳定脑细胞膜的功能及增加脑内抑制性神经递质 5-羟色胺（5-HT）和 γ-氨基丁酸（GABA）的作用，来防止异常放电的传播而具有抗癫痫的作用。其抗神经痛的作用机制可能与本品作用于中枢神经系统，降低突触传递或降低引起神经元放电的短暂刺激有关。本品还可对心房与心室的异位节律有抑制作用，也可加速房室的传导，降低心肌自律性，具有抗心律失常作用。苯妥英钠的药理作用基础是其对细胞膜有稳定作用，降低细胞膜对 Na^+ 和 Ca^{2+} 的通透性，抑制 Na^+ 和 Ca^{2+} 内流，从而降低细胞膜的兴奋性，使动作电位不易产生。

三、实验材料

仪器：心电图机、输液器、心电示波器等。

试剂：氯化钡、水合氯醛、苯妥英钠等。

实验动物：大鼠（200～300g/只）。

四、实验步骤

① 大鼠称重，腹腔麻醉（10%水合氯醛，按 300mg/kg 剂量）。

② 固定在一侧后腿腹面剪开皮肤，暴露股静脉，向心方向插入输液针头，准备给药。

③ 接心电图Ⅱ导联电极：右上肢红，左下肢绿，右下肢黑。记录Ⅱ导联正常心电图。

④ 静脉注射 0.2%氯化钡溶液（4mg/kg），观察心电图变化，注意出现心律失常的时间，待心律失常明显后，静脉注射 1%苯妥英钠，观察心律失常是否消失及药效持续时间。

五、实验结果与讨论

由大鼠注射氯化钡和苯妥英钠前后心电图的变化讨论心律失常的形成机制及苯妥英钠抗心律失常的作用机制。

【思考题】

① 简述苯妥英钠抗心律失常的药理基础。

② 苯妥英钠在应用过程中，药物相互作用之间有哪些注意事项？

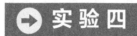

家兔的苯妥英钠静脉注射药代动力学参数研究

一、实验目的

① 通过测定苯妥英钠体内动力学参数，掌握血药浓度数据的测定方法。

② 通过药物静脉注射实验，掌握计算苯妥英钠在家兔体内的 K、k_a、t_{max}、C_{max} 等参数的方法。

二、实验原理

紫外分光光度法较多采用的是改良的 Wallace 法，其原理是：血清中苯妥英在 pH 6.8 缓冲液中用二氯甲烷提取，然后转提到 0.1mol/L 氢氧化钠溶液中，以饱和高锰酸钾氧化，使苯妥英定量地转化成二苯酮。用正庚烷提取，在 250nm 处测定吸收值。

三、实验材料

仪器：紫外分光光度计（日本岛津）、具塞离心试管、注射器、容量瓶、旋涡混合器、恒温水浴锅、离心机等。

试剂：注射用苯妥英钠粉针、氢氧化钠、兔空白血清、0.05mol/L 磷酸盐缓冲液、二氯甲烷、高锰酸钾、正庚烷等。

实验动物：健康家兔，体重 2.1～2.9kg，雌雄各半。

四、实验步骤

1. 测定前操作

取健康家兔，采用自身对照方法，给药前禁食1夜，第二天由兔耳缘静脉缓慢推注1%苯妥英钠注射液10mg/kg，于给药后0、10min、30min、50min、70min、90min、120min、180min、240min、360min、720min自另一侧耳缘静脉采血1mL，离心5min，取血清待测。

2. 血药浓度测定

① 标准液储备的配制：精密称取干燥至恒重的苯妥英钠对照品10mg，用0.1mol/L NaOH溶液5mL溶解，加蒸馏水至100mL，摇匀，备用。

② 标准曲线的制备：取10mL离心试管6只，按顺序分别加入兔空白血清0.3mL和0、$6\mu L$、$12\mu L$、$24\mu L$、$48\mu L$、$96\mu L$标准储备液，再分别加入0.05mol/L磷酸盐缓冲液（pH6.8）0.3mL。用二氯甲烷5mL旋涡混悬提取，振荡10s，3000r/min离心10min。弃去上层，取下层置于另一10mL具塞离心试管中，加0.1mol/L NaOH 3.0mL，振荡10s，3000r/min离心10min。取上层碱液置于另一10mL具塞离心试管中，于约70℃水浴除去二氯甲烷，加入饱和高锰酸钾溶液3.0mL，混匀，置80℃水浴中加热20min，冷却至室温。加入正庚烷3.0mL，振摇30s，3000r/min离心10min后，去有机层，以正庚烷为空白对照，在250nm波长处测定吸收值，得回归方程。

③ 样品的测定：取兔血清0.3mL于待测管，其余操作同"标准曲线的制备"，测得值代入回归方程，计算结果。

④ 数据处理：将所得血药浓度数据采用直线相关与回归分析。计算药代动力学参数K、k_a、t_{max}、C_{max}。

【注意事项】

① 本方法的样品处理过程中，水浴除去二氯甲烷时应尽量除尽。

② 用饱和高锰酸钾氧化时，若样品出现绿色，可加少量固体高锰酸钾，使氧化更加完全。

五、实验结果与讨论

计算样品的血药浓度和药代动力学参数。

【思考题】

① 氢氧化钠浓度对苯妥英钠的血药浓度测定有什么影响？

② 实验过程中有哪些注意事项？

项目三

对乙酰氨基酚

➡ 实验一

对乙酰氨基酚的合成

🌐 一、实验目的

① 通过本实验，掌握对乙酰氨基酚的性状、特点和化学性质。
② 掌握还原反应中还原剂的选择。
③ 掌握酰化反应的原理和酰化剂的选择。

🧬 二、实验原理

对乙酰氨基酚（APAP）又名醋氨酚，也称扑热息痛，它是一种白色、无臭单斜行结晶，味微苦，溶于甲醇、乙醇、丙酮和乙酸乙酯，易溶于热水。作为一种解热镇痛药物，解热作用缓慢而持久，副作用小，极少有过敏反应。

用计算量的乙酸酐与对乙酰氨基酚在水中反应，可迅速完成 N-乙酰化而保留酚羟基。

对乙酰氨基酚的合成反应原理如下：

$$HO-\!\!\!\!\bigcirc\!\!\!\!-NO_2 \xrightarrow[NH_4Cl]{Fe} HO-\!\!\!\!\bigcirc\!\!\!\!-NH_2$$

$$HO-\!\!\!\!\!\bigcirc\!\!\!\!\!-NH_2 + (CH_3CO)_2O \longrightarrow H_3COCHN-\!\!\!\!\!\bigcirc\!\!\!\!\!-OH + CH_3COOH$$

三、实验材料

仪器：抽滤装置、烧瓶、冷凝装置、圆底烧瓶等。

试剂：对硝基苯酚、氯化铵、铁粉、乙酸酐、对氨基苯酚（自制）等。

四、实验步骤

1. 对氨基苯酚的制备

① 取 2g 对硝基苯酚、5g 氯化铵和 3g 铁粉，再向烧瓶中加入 50mL 水，搅拌下加热回流 3h。

② 趁热抽滤，滤渣用少量沸水洗涤 2 次，滤液冷却至近室温时，用冰水浴冷却。

③ 滤出固体，干燥称重，确定收率，产物直接用于下一步反应。

2. 对乙酰氨基酚的制备

① 取对氨基苯酚 14g 和 10mL 水放于 50mL 圆底烧瓶中，摇匀成悬浮液后，再加入 14mL 乙酸酐，用力摇匀。

② 加热回流，使固体完全溶解后，再继续回流 10min。

③ 冷却结晶，过滤，水洗，干燥，确定收率。

【注意事项】

① 对氨基苯酚的质量是影响对乙酰氨基酚产量、质量的关键，购得的对氨基苯酚应是白色或淡黄色颗粒状结晶，熔点为 183～184℃。

② 酰化反应中，加水 10mL，有水存在，乙酸酐可选择性酰化氨基而不与酚羟基作用。若以乙酸代替乙酸酐，则难以控制氧化副反应，反应时间长，产品质量差。

五、实验结果与讨论

计算对乙酰氨基酚的收率，并描述制得的对乙酰氨基酚的性状。

【思考题】

① 酰化反应为何选用乙酸酐而不用乙酸作酰化剂？

② 对乙酰氨基酚中的特殊杂质是何物？它是如何产生的？

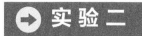

对乙酰氨基酚栓的制备

一、实验目的

① 掌握热熔法制备栓剂的工艺过程。
② 熟悉各类栓剂基质的特点和适用情况。

二、实验原理

1. 概念

栓剂是指药物与适宜基质制成的供腔道给药的固体制剂。栓剂在常温下为固体，塞入人体腔道后，在体温下能融化、软化或溶化于分泌液，逐渐释放药物而产生局部或全身作用。

2. 栓剂的基质

栓剂的基质主要分为油脂性基质、水溶性基质和乳剂型基质等。

（1）油脂性基质

① 天然油脂：如可可脂，常温下为黄白色固体，可塑性好，无刺激性，能与多种药物配伍使用，熔点为 31～34℃，遇体温即能融化。另还有香果脂、乌桕脂等。

② 半合成和全合成脂肪酸甘油酯：本次实验用合成脂肪酸甘油酯。

③ 氢化植物油。

（2）水溶性基质

① 甘油明胶：具有弹性，不易折断，塞入腔道后可缓慢溶于分泌物中从而延长药物的作用时间，常用水：明胶：甘油为 10：20：70。甘油和水的含量越高越易于溶解，易霉变，常加入抑菌剂，不宜与鞣酸、重金属等配伍使用。

② 聚乙二醇类：为一类由环氧乙烷聚合而成的杂链聚合物，易吸湿受潮变形。低熔点基质：PEG1000：PEG4000 为 96：4。高熔点基质：PEG1000：PEG4000 为 75：25。为避免其刺激性，可加入 20% 的水。不能与银盐、鞣酸、安替比林、奎宁、水杨酸、乙酰水杨酸、苯佐卡因、氯碘喹啉、磺胺类配伍。水杨酸使其软化，乙酰水杨酸与其形成复合物，巴比妥钠等许多药物可在聚乙二醇中析出。

③ 泊洛沙姆：泊洛沙姆 188。

（3）乳剂型基质 如硬脂酸钠等。

3. 制法

栓剂由药物和基质两部分组成，栓剂的制备有三种方法，分别是搓捏法、冷压法及热熔法。油脂性基质的栓剂，其制备可采用三法中的任意一种，而水溶性基质的栓剂多采用热熔法制备。甘油栓系利用碳酸钠与硬脂酸皂化反应生成的钠皂作为水溶性基质，其工艺流程为：熔融基质→加入药物（混匀）→注模→冷却→刮削→脱模→除润滑剂→质量检查→成品栓剂→包装。

润滑剂的选择：对于油脂性基质的栓剂，用亲水性润滑剂，如硬脂酸钾；对于水溶性或亲水性基质的栓剂，则用油脂性润滑剂，如液状石蜡或植物油。

三、实验材料

仪器：研钵、玻璃棒、药匙、烧杯、小刀、栓模、具柄坩埚、电炉、分析天平、温度计、崩解度测定仪等。

试剂：对乙酰氨基酚、混合脂肪酸甘油酯、肥皂、甘油、乙醇等。

四、实验步骤

1. 处方

对乙酰氨基酚	6g
混合脂肪酸甘油酯	20g
制成肛门栓 20 粒	

2. 操作步骤

① 肥皂、甘油各 1 份与 90％乙醇 5 份制成的醇溶液作为润滑剂。

② 对乙酰氨基酚研成细粉。

③ 处理栓模：清洗，涂上润滑剂后，倒置，备用。

④ 于具柄坩埚中，加混合脂肪酸甘油酯置水浴上加热熔化，待温度降至 50℃，分次加入对乙酰氨基酚细粉，边加边搅拌（必要时可用水浴保温，以防提前凝固），搅匀后迅速注入栓模中，共注 20 枚。待其冷却后凝固，刮平，取出后包装即得。

3. 栓剂的质量评价

（1）融变时限 取栓剂 3 粒，在室温放置 1h 后，按片剂崩解时限的装置和方法（各加挡板一块）检查。除另有规定外，油脂性基质的栓剂应在 30min 内全部融化或软化变形，水溶性基质的栓剂应在 60min 内全部溶解。

（2）重量差异 取栓剂 10 粒，精密称定总重量，求得平均粒重后，再分别精密称定各粒的重量，每粒的重量与平均粒重相比较，超出重量差异限度的不得多于 1 粒，并不得超出限度的 1 倍。

表 3-1 栓剂重量差异限度

平均重量/g	重量差异限度/%
≤1.0	±10
1.0～3.0	±7.5
>3.0	±5

【注意事项】

① 灌栓模应一次性灌满，以稍溢出模口为度。

② 注入栓模后，要放置凝固后方可移动。

五、实验结果与讨论

① 描述制得的对乙酰氨基酚栓的性状。

② 对栓剂进行质量评价，描述其融变时限、重量差异实验的实验结果。

【思考题】

① 常用的栓剂基质有哪些？栓剂制备过程中如何根据药物的性质选择合适的润滑剂？

② 栓剂为什么要测融变时限？

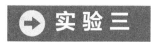

对乙酰氨基酚栓体外体内释放实验

一、实验目的

① 掌握栓剂体内、体外释放实验方法。

② 通过体内释放实验，熟悉计算栓剂生物利用度参数的方法。

二、实验原理

对乙酰氨基酚（Paracetamol），其化学式为 $C_8H_9NO_2$，分子量为 151.16），

临床用于治疗感冒发热、神经痛、肌肉痛以及对阿司匹林过敏或不能耐受的患者。常见的给药途径有口服、经皮给药、直肠给药、肌内注射等。对乙酰氨基酚栓剂，通过直肠给药，可避免胃肠道的刺激，适用于小儿和老年人用药。

对乙酰氨基酚结构中含有苯环共轭系统，在 0.4% 氢氧化钠溶液中，于 257nm 波长处有最大吸收。

三、实验材料

仪器：紫外分光光度计、旋涡混合器、离心机、烧杯、透析袋、空气浴摇床、容量瓶等。

试剂：对乙酰氨基酚、氢氧化钠、无水碳酸钠、饱和溴水溶液、肝素钠、三氯醋酸、盐酸、1% 酚液等。

实验动物：新西兰兔，体重 2.1～2.9kg，雌雄各半。

四、实验步骤

1. 体外释放

（1）标准曲线的绘制　分别配制 2μg/mL、4μg/mL、6μg/mL、8μg/mL、10μg/mL 和 12μg/mL 对乙酰氨基酚标准品水溶液，蒸馏水做空白，于最大吸收波长处 257 nm 测定样品的紫外吸收，每个样品平行测定 3 次，以吸光度 A 对药物质量浓度（μg/mL）作图。

（2）样品测定　取待测样品 10 mg 置于透析袋中，加入 1mL 蒸馏水，将透析袋置于盛满 50mL 蒸馏水释放介质的烧杯中，置于 37℃、100r/min 振荡的空气浴摇床，分别于 10min、20min、30min、60min、90min、120min 和 180min 取样，测定各时间点的药物释放液的紫外吸收，根据标准曲线计算药物的累计释放，绘制累积释放药物质量与释放时间（f）的关系曲线；最后拟合出体外释放方程。用药物累计释放浓度（Q）对释放时间（f）进行回归分析，用 Higuchi、零级与一级药物释放方程拟合。

2. 体内释放

（1）溶液配制　精密称取 105℃ 干燥至恒重的对乙酰氨基酚片标准品 10mg，置于 25mL 容量瓶，蒸馏水溶解后放置冰箱保存备用，药物质量浓度为 400μg/mL。分别精密吸取上述 400μg/mL 的储备液 1.25mL、2.5mL、3.75mL、5.0mL 和 6.25mL 转移至 10mL 容量瓶中，定容得 50μg/mL、100μg/mL、150μg/mL、200μg/mL 和 250μg/mL 的标准溶液。

显色剂的配制：取 80mL 0.2mol/L 氢氧化钠溶液，加 10mL 体积分数为

1%的酚液，混匀后加入100mL碳酸钠-溴溶液，混匀，备用。

碳酸钠-溴溶液：称取5.3g无水碳酸钠，溶于适量蒸馏水中，添加15mL饱和溴水溶液，用蒸馏水定容于100mL容量瓶，需临用前配制。

（2）标准曲线绘制 新西兰兔耳缘静脉取血，置于肝素钠抗凝离心管中，离心取血清，备用。精密吸取配制的不同浓度的对乙酰氨基酚标准液0.5mL放入6支5mL刻度离心管中，分别加入0.5mL空白血浆、0.5mL蒸馏水和0.5mL质量分数为20%三氯醋酸，涡旋，5000r/min离心10min。精密移取1mL上清液置于10mL具塞刻度试管中，加入0.5mL 12mol/L浓盐酸，于沸水中加热1h后加入0.5mL质量分数为40%氢氧化钠溶液，加显色剂至10mL，摇匀，放置40min，于257nm处测定吸光度，绘制吸光度（A）与质量浓度的标准曲线。空白血浆依照上述方法处理后为对照。

（3）样品测定 新西兰兔随机分组，每组3只，分别给予自制对乙酰氨基酚栓剂和肌内注射200 mg/kg对乙酰氨基酚溶液。于10min、20min、30min、60min、90min、120min和180min兔耳缘静脉取血，肝素钠抗凝，5000r/min离心10min，移取0.5mL空白血浆，测定各血样吸光度，计算血药质量浓度，绘制新西兰兔使用药物栓剂或肌内注射药物后，对乙酰氨基酚的血药浓度曲线，采用DAS 2.0药代动力学软件进行数据处理。采用下列公式计算对乙酰氨基酚栓剂的相对生物利用度（F）及其他药代动力学参数。

$$F = \frac{AUC(栓剂)/Dose(栓剂)}{AUC(针剂)/Dose(针剂)}$$

式中，AUC为药时曲线下面积，$(\mu g \cdot h)/mL^{-1}$；Dose为剂量，mg/kg。

3. 对乙酰氨基酚栓剂的体内外相关性评价

各时间点下，对乙酰氨基酚栓剂的兔体内药物累积AUC(Y)和体外单位面积药物累积渗透量（X）之间相关性评价。

4. 局部刺激实验

取健康新西兰兔2只，经检查眼结膜、血管、角膜透明度及眼睛分泌物正常，将栓剂研成细粉撒入各兔左眼结膜囊内少许，分别在0.5h、1h、2h、3h观察，与右眼比较无异样反应，表示本栓剂无局部刺激性。

五、实验结果与讨论

① 计算对乙酰氨基酚栓剂的相对生物利用度及其他药代动力学参数。

② 观察并描述局部刺激实验结果。

【思考题】

① 通过不同模型对对乙酰氨基酚累积释放量与时间进行拟合，比较该栓剂的体外释放更符合哪种模型？

② 简述生物利用度的含义及测定药物生物利用度的意义。

> **实验四**

对乙酰氨基酚栓的质量分析

一、实验目的

① 掌握对乙酰氨基酚栓的含量测定原理和方法。

② 熟悉栓剂检查原理及方法。

二、实验原理

对乙酰氨基酚为非那西丁的代谢产物，非那西丁的解热镇痛作用主要通过本品而产生，故用途与非那西丁相似，偶有皮肤瘙痒或出疹的过敏症状，停药立即消失。对乙酰氨基酚无臭、无味，味微苦。在空气中见光变色，水分可加速变化，微溶于冷水，易溶于热水，溶于乙醇和氢氧化钠溶液，遇碱变色。

1. 水解产物呈芳伯氨基特性

药物结构中有酰氨基，在酸性溶液中易水解得其芳伯氨基的产物。因此药物的水解产物可具有芳伯氨基特性反应。对乙酰氨基酚在稀盐酸酸性溶液中，加热水解后产生具有芳伯氨基的对氨基酚，与亚硝酸钠试液发生重氮化反应，其重氮盐与碱性 β-萘酚试液偶合显红色。

2. 水解产品易酯化

对乙酰氨基酚水解后产生乙酸，可在硫酸介质中与乙醇反应，发出乙酸乙酯的香味。

3. 与三氯化铁发生呈色反应

对乙酰氨基酚有酚羟基，与三氯化铁试液反应生成蓝紫色物质，可用于鉴别。

4. 对乙酰氨基酚的原料药对氨基酚的检查

对氨基酚为中间体、水解产物。对氨基酚为芳香第一胺，能与碱性亚硝基铁氰化钠试液生成蓝色配位化合物。

三、实验材料

仪器：恒温水浴锅、紫外分光光度计、药匙、烧杯、电炉、分析天平等。

试剂：对乙酰氨基酚栓剂、三氯化铁、盐酸、亚硝酸钠、β-萘酚、重铬酸钾、氢氧化钠等。

四、实验步骤

1. 性状

本品为乳白色或微黄色栓剂。

2. 鉴别

① 取本品适量（约相当于对乙酰氨基酚 0.3g），加水 20mL，于 60℃ 水浴内加热使栓剂完全熔化，振摇 5min，于冰浴中冷却，过滤，取滤液 5mL，加三氯化铁试液 1 滴，即显蓝紫色。

② 取鉴别①项下的滤液 5mL，加稀盐酸 5mL，置水浴上加热 30min，冷却，滴加亚硝酸钠试液数滴及碱性 β-萘酚试液数滴，产生由橙黄到猩红色的沉淀。

③ 取鉴别①项下的滤液 3mL，加盐酸 1.5mL，煮沸 3min，加水至约 10mL，放冷，应无沉淀析出；加重铬酸钾液（0.01667mol/L）1 滴，渐显紫色，不变红色。

3. 含量测定

取本品 10 粒，精密称定，切成小片，混匀，精密称取适量（约相当于对乙酰氨基酚 0.25g）置 250mL 容量瓶中，加约 60℃ 氢氧化钠液（0.01mol/L）80mL，振摇 10min，放冷至室温。用氢氧化钠液（0.01mol/L）稀释至刻度，置冷处冷却 1h，过滤，弃去初滤液。待续滤液达室温后，精密量取续滤液 10mL，置 100mL 容量瓶中，加氢氧化钠液（0.01mol/L）稀释至刻度，摇匀。精密量取 5mL，置 50mL 容量瓶中，加氢氧化钠液（0.01mol/L）稀释到刻度，摇匀。在 257nm 的波长处测定吸光度，按 $C_8H_9NO_2$ 的吸收系数（$E_{1cm}^{1\%}$）为 715 计算，即得。《中国药典》（2020 年版）规定本品含对乙酰氨基酚（$C_8H_9NO_2$）应为标示量的 90.0%～110.0%。

五、实验结果与讨论

① 描述鉴别实验结果。

② 计算对乙酰氨基酚的含量，并判断其是否《中国药典》标示量的规定。

【思考题】

① 《中国药典》（2020 年版）规定凡检查含量均匀度的制剂，不再进行哪一项检查？凡规定溶出度、释放度或融变时限的制剂，不再做哪一项检查？

② 简述栓剂融变时限的含义及检测方法。

项目四

维生素 C

实验一

维生素 C 的发酵生产

🌐 一、实验目的

① 熟悉维生素 C 的生理功能。

② 熟悉维生素 C 的发酵生产工艺。

二、实验原理

维生素 C 是人体所需营养中最重要的维生素之一，是不饱和多羟基化合物，属于水溶性维生素。维生素 C 缺乏时会产生坏血病，因此，又称为抗坏血酸。维生素 C 分布很广，植物的绿色部分及许多水果（橘类、草莓、山楂等）的含量更为丰富。

发酵工程是指利用微生物的生长繁殖和代谢活动来生产人们所需产品过程的理论和工程技术体系，是生物工程与生物技术学科的重要组成部分。随着发酵工程等微生物技术的迅速发展，人们利用现代生物技术制造出许多新产品。其中维生素 C 就是利用发酵技术制成的一类应用广泛的维生素产品。

三、实验材料

仪器：发酵罐、酵母、阳离子交换树脂等。

试剂：D-葡萄糖、氧化葡萄糖酸杆菌、醋酸菌、弱碱性离子交换树脂、甲醇-硫酸、活性炭、冷乙醇等。

四、实验步骤

维生素 C 的合成常通过化学或微生物方法获得，下面介绍主要的维生素 C 合成法。

1. 莱氏法

1933 年瑞士化学家莱齐特因等用化学合成方法合成维生素 C 取得成功，也称莱氏法。该法是最早生产维生素 C 的方法，也是国外采用的方法。工艺路线如图 4-1 所示。

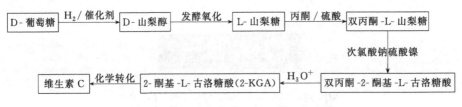

图 4-1　莱氏法合成维生素 C 的工艺路线

莱氏法的工艺流程如下。

（1）菌种的获得　以 D-葡萄糖为原料，加氢催化生成 D-山梨醇，再加入醋酸菌如 *Acetobacter suboxyclans*、*A. raucons*、*A. aceti*、*A. xylinoides* 等将山梨醇氧化成山梨糖，常使用的是 *A. suboxyclans* 和 *A. melangenum*，这是该工艺过程中关键的一步。

（2）第一步发酵

① 在进行发酵时温度为 26～30℃，最适 pH 值为 4.4～6.8。

② 培养基的成分：0.5％酵母浸膏为主要营养源，山梨醇浓度为 19.8％，通气量比值为 1∶1.8，30℃培养 30～40h，收率可达 97.6％。可采用流加山梨醇的方式发酵，有机氮提供氮源。发酵结束后经低温灭菌，得到无菌的发酵液用于第二步发酵。

（3）第二步发酵　将氧化葡萄糖酸杆菌或假单胞杆菌经过二级种子扩大培养转移至含有上述发酵液的培养基中，于发酵罐 28～34℃培养 60～72h，发酵液转化，精制，获得维生素 C。注意在发酵过程需采用阳离子交换树脂将山梨醇中的金属离子去掉,因为 Ni^{2+}、Cu^{2+} 阻止菌的发育,铁离子抑制发酵。

该法生产的维生素C产品质量好、收率高,收率可达60%,而且生产原料易获得,中间产物化学性质稳定,一直是国外生产维生素C的重要方法。此法也存在着很多缺陷,如生产工序繁多,劳动强度大,大量有机溶剂的使用易造成环境污染等。

2. 二步发酵法

二步发酵工艺是中国科学院微生物研究所和北京制药厂于1975年合作发明的。此法进一步发展了维生素C的生产,是目前唯一成功应用于维生素C工业生产的微生物转化法。工艺路线如图4-2所示。

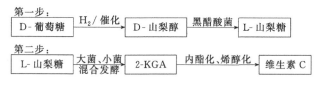

图4-2 二步发酵法合成维生素C的工艺路线

二步发酵法生产过程如下。

① 第一步发酵:以D-葡萄糖为原料,加氢催化生成D-山梨醇,再加入假单胞杆菌氧化获得L-山梨糖。

② 第二步发酵:L-山梨糖通过小菌氧化葡萄糖酸杆菌和大菌氧化巨大芽孢杆菌、蜡状芽孢杆菌等伴生菌混合发酵得维生素C前体2-酮基-L-古洛糖酸。

③ 提取:采用弱碱性离子交换树脂从发酵液中直接提取2-酮基-L-古洛糖酸,用甲醇-硫酸溶液洗脱,将洗脱液直接内酯化、烯醇化为维生素C。

④ 精制:将上述维生素C通过活性炭脱色,于结晶罐内加入晶种结晶,冷乙醇洗涤,低温干燥,即可获得精品维生素C。

在生产中,第一步要严格控制反应过程的pH为8.0~8.5,避免葡萄糖的C2位差向异构物被还原成甘露醇。整个发酵期间,要保持氧化葡萄糖酸杆菌数量的一定,小菌将L-山梨糖转化为2-KGA,而大菌本身不产酸,是搭配菌,其作用仅是通过刺激小菌的生长而促进小菌产酸。2-酮基-L-古洛糖酸首先在甲醇中用浓硫酸催化酯化成2-酮基-L-古洛糖酸甲酯,再加入碳酸氢钠转化成维生素C盐,经离子交换树脂酸化,在50~55℃下减压烘干即得粗品。

目前我国采用二步发酵法生产维生素C。

3. 新二步发酵法

该法在工艺程序、原料方面都有所简化,收率高,应用前途广,但存在中间产物不稳定，生产效率较低、成本高等问题。实现工业化生产还需进一步完善。工艺路线如图 4-3。

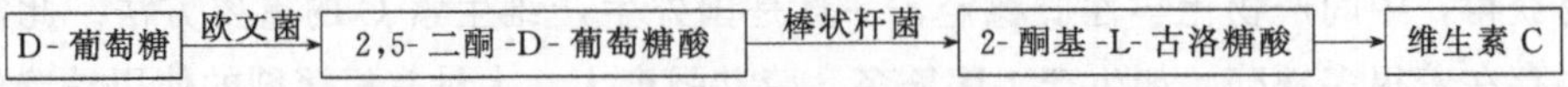

```
D-葡萄糖 —欧文菌→ 2,5-二酮-D-葡萄糖酸 —棒状杆菌→ 2-酮基-L-古洛糖酸 → 维生素 C
```

图 4-3　新二步发酵法生产维生素 C 的工艺路线

4. 一步发酵法

该法发展了新二步发酵法。通过一个基因工程菌将葡萄糖直接氧化生成维生素 C 前体 2-酮基-L-古洛糖酸，技术路线简单。目前人们已经分离了棒状杆菌 2,5-DKG 还原酶基因并将该基因重组到欧文菌，从而使生产工艺简化为一步。随着重组技术的发展，一步发酵法将成为工业化生产维生素 C 的一条新途径。工艺路线如图 4-4。

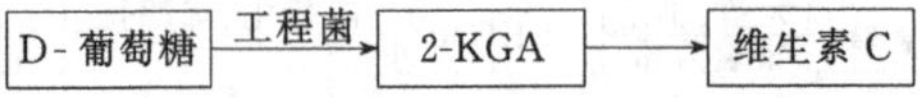

```
D-葡萄糖 —工程菌→ 2-KGA → 维生素 C
```

图 4-4　一步发酵法生产维生素 C 的工艺路线

在上述几种方法中，目前二步发酵法是我国生产维生素 C 的主要工艺方法。随着分子生物学技术手段的发展，新二步发酵法和一步发酵法将是生产维生素 C 的主要工艺方法。

五、实验结果与讨论

试讨论本实验各方法的优缺点。

【思考题】

① 试述维生素 C 抗氧化的原理。
② 简述维生素 C 缺乏时的典型症状。

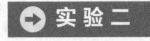

维生素 C 泡腾片的制备

一、实验目的

① 掌握泡腾片中常用的泡腾剂。

② 熟悉维生素 C 泡腾片质量检查方法。

二、实验原理

泡腾片由有机酸和碳酸钠、碳酸氢钠在水中发生酸碱反应，产生大量二氧化碳，使片剂迅速崩解和溶化，产生的二氧化碳部分溶解于水，会有汽水的口感。常用的有机酸包括柠檬酸、酒石酸及富马酸等。维生素 C 泡腾片作为一种携带方便、易服用且起效迅速、生物利用度高的维生素 C 补充剂，深受人们喜爱。

三、实验材料

试剂：维生素 C、酒石酸、碳酸氢钠、乳糖、己二酸、聚维酮 K30、香精、色素、矫味剂等。

仪器：药筛、片剂四用测定仪、电子天平、压片机、恒温干燥箱、烧杯、具塞刻度试管等。

四、实验步骤

1. 处方

维生素 C	240g
酒石酸	280g
碳酸氢钠	480g
乳糖	300g
己二酸	150g
聚维酮 K30	30g
香精	适量
色素	适量
矫味剂	适量

2. 制法

① 将维生素 C、酒石酸、碳酸氢钠、乳糖、己二酸、聚维酮 K30 分别粉碎，过 80 目筛。

② 物料 1：将维生素 C、酒石酸、乳糖充分混合均匀，与己二酸混合均匀。物料 2：将碳酸氢钠、聚维酮 K30、香精、矫味剂充分混匀。之后将制得的物料 1 与己二酸混合均匀后，与物料 2 混合均匀，制粒，压片。

3. 质量检查

（1）外观检查　片剂外观应完整光洁、色泽均匀、无杂斑、无异物，取制备的维生素 C 片剂 20 片在白色 A3 打印纸上观察。

（2）硬度检查法　采用破碎强度法，采用片剂四用测定仪进行测定。方法如下：将药片径向固定在两横杆之间，其中的活动柱杆借助弹簧沿水平方向对片剂径向加压，当片剂破碎时，活动柱杆的弹簧停止加压，仪器刻度盘所指示的压力即为片的硬度。测定 3～6 片，取平均值。

（3）脆碎度检查法　取药片，按《中国药典》2020 年版（通则 0923）项下检查法，置片剂四用测定仪脆碎度检查槽内检查，记录检查结果。

检查方法及规定如下：片重为 0.65g 或以下者取若干片，使其总重量约为 6.5g；片重大于 0.65g 者取 10 片。用吹风机吹去脱落的粉末，精密称重，置圆筒中，转动 100 次，取出，同法除去粉末，精密称重，减失重量不得过 1%，且不得检出断裂、龟裂及粉碎的片。

（4）重量差异　照下述方法检查，应符合规定。取供试品 20 片，精密称定总重量，求得平均片重后，再分别精密称定每片的重量，每片重量与平均片重比较按表 4-1 中的规定，超出重量差异限度的不得多于 2 片，并不得有 1 片超出限度 1 倍。

表 4-1　维生素 C 泡腾片片重差异

平均片重或标示片重	重量差异限度
0.30g 以下	±7.5%
0.30g 及 0.30g 以上	±5%

（5）崩解时限　将吊篮通过上端的不锈钢轴悬挂于支架上，浸入 1000mL 烧杯中，并调节吊篮位置使其下降至低点时筛网距烧杯底部 25mm，烧杯内盛有温度为 (37±1)℃ 的水，调节水位高度使吊篮上升至高点时筛网在水面下 15mm 处，吊篮顶部不可浸没于溶液中。取 1 片，置 250mL 烧杯 [内有 200mL 温度为（20±5）℃的水]中，即有许多气泡放出，当片剂或碎片周围的气体停止逸出时，片剂应溶解或分散在水中，无聚集的颗粒剩余。除另有规定外，同法检查 6 片，各片均应在 5min 内崩解。如有 1 片不能完全崩解，应另取 6 片复试，均应符合规定。

（6）发泡量　取 25mL 具塞刻度试管（内径 1.5cm，若片剂直径较大，可改为内径 2.0cm）10 支，按表 4-2 中规定加一定量水，置 37℃±1℃ 水浴中 5min，各管中分别投入供试品 1 片。20min 内观察最大发泡量的体积，平均发泡体积不得少于 6mL，且少于 4mL 的不得超过 2 片。

表 4-2　维生素 C 泡腾片发泡量检查

平均片重	加水量
1.5g 及 1.5g 以下	2.0mL
1.5g 以上	4.0mL

（7）分散均匀性　检查法照崩解时限检查法（通则0921）检查，不锈钢丝网的筛孔内径为710μm，水温为15～25℃。取供试品6片，应在3min内全部崩解并通过筛网。

（8）稳定性考察　维生素C易氧化失效，泡腾片易吸湿崩解不良，有针对性地对维生素C泡腾片进行稳定性考察是保证药品安全有效的重要依据。取3个批次维生素C泡腾片样品进行稳定性考察，置棕色玻璃瓶加塞保存，常温留样，分别考察第1～2周、1～3个月样品的外观形状与崩解时限变化。

（9）加速试验　取同一批次6个样品分别于高温（60℃）、高湿（RH％＞75％），强光El光灯照射4天进行加速试验，考察维生素C含量的变化。

五、实验结果与讨论

实验结果见表4-3。

表4-3　加速实验前后维生素C含量变化

维生素C的含量/%	试样1	试样2	试样3	试样4	试样5	试样6
高温处理前						
高温处理后						
高湿处理前						
高湿处理后						
光照前						
光照后						

【思考题】

① 维生素C泡腾片在制备过程中为什么要分别制粒后再压片？

② 维生素C光照不稳定的原因是什么？

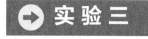

维生素C含量的测定

一、实验目的

① 掌握碘标准溶液的配制方法与标定原理。

② 掌握直接碘量法测定维生素C的原理、方法及其操作。

二、实验原理

维生素 C 具有很强的还原性，易被氧化成脱氢维生素 C。脱氢维生素 C 仍保留维生素 C 的生物活性，在动物组织内被谷胱甘肽等还原成维生素 C。在 pH＞7.5 时，脱氢维生素 C 易将其分子构造重新排列，使其内酯环裂开，生成没有活性的二酮古洛糖酸。维生素 C、脱氢维生素 C 和二酮古洛糖酸合称为总维生素 C。

用 I_2 标准溶液可以直接测定维生素 C 等一些还原性的物质。维生素 C 分子中含有还原性的二烯醇基，能被 I_2 定量氧化成二酮基，反应式如下：

$$C-C-C-C-C-CH_2OH +I_2 \longrightarrow C-C-C-C-C-CH_2OH +2HI$$

由于反应速率较快，可以直接用 I_2 标准溶液滴定。通过消耗 I_2 溶液的体积及其浓度即可计算试样中维生素 C 的含量。直接碘量法可测定药片、注射液、蔬菜、水果中维生素 C 的含量。

三、实验材料

仪器：分析天平、250mL 锥形瓶、100mL 量筒、研钵、移液管、10mL 量筒、酸式滴定管、滴定基管架、25mL 移液管。

试剂：医药维生素 C 药片、2mol/LHAc 溶液、0.5％淀粉溶液、0.1mol/L $Na_2S_2O_3$ 标准溶液、I_2、KI 等。

四、实验步骤

1. I_2 标准溶液的配制与标定

将 3.3g I_2 与 5g KI 置于研钵中，在通风柜中加入少量水（切不可多加！）研磨，待 I_2 全部溶解后，将溶液转入棕色瓶中，加水稀释至 250mL，摇匀。

用移液管移取 25.00mL $Na_2S_2O_3$ 标准溶液于 250mL 锥形瓶中，加 50mL 水、5mL0.5％淀粉溶液，用 I_2 标准溶液滴定至稳定的蓝色，30s 内不褪色即为终点。平行标定三次。

2. 维生素 C 含量的测定

准确称取约 0.2g 维生素 C 片（研成粉末即用），置于 250mL 锥形瓶中，加入新煮沸过并冷却的蒸馏水 100mL、10mL 2mol/L HAc 和 5mL0.5％淀粉指示剂，立即用 I_2 标准溶液滴定至溶液显稳定的蓝色，30s 内不褪色即为终点。平行滴定 3 次，计算维生素 C 的含量。《中国药典》（2020 年版）规定本品为 L-抗坏血酸，含 $C_6H_8O_6$ 不得少于 99.0%。

【注意事项】

① 由于维生素 C 的还原能力强而易被空气氧化，特别是在碱性溶液中更易被氧化，所以，在测定中须加入稀 HAc 溶液，使溶液保持足够的酸度，以减少副反应的发生。

② 溶解 I_2 时，应加入过量的 KI 及少量水研磨成糊状，使 I_2 完全生成 KI_3 后再稀释。否则，加水后 I_2 不再溶解。

③ 称样前才将维生素 C 片研成粉末，称样后应立即溶解测定，以免维生素 C 被空气中的氧氧化而损失。

④ 必须用新煮沸过并冷却的蒸馏水溶解样品，目的是减少蒸馏水中的溶解氧。

五、实验结果与讨论

1. 维生素 C 含量测定结果

见表 4-4。

表 4-4　维生素 C 含量测定结果

项 目	试样 1	试样 2	试样 3
维生素 C 的质量/g			
滴定前液面读数/mL			
滴定后液面读数/mL			
滴定消耗 I_2 标准溶液的体积/mL			
维生素 C 的含量/%			
维生素 C 的平均含量/%			

2. 计算公式

$$维生素\ C(\%) = \frac{cVM}{W \times 1000} \times 100\%$$

式中　c——I_2 标准溶液的浓度，mol/L；

　　　V——滴定时所用 I_2 标准溶液的体积，mL；

　　　M——维生素 C 的摩尔质量，g/mol；

　　　W——称取维生素 C 的质量，g。

【思考题】

① 溶解 I_2 时，加入过量 KI 的作用是什么？

② 测定维生素 C 的溶液时为什么要加入稀 HAc 溶液？

③ 溶解样品时为什么要用新煮沸过并放冷的蒸馏水？

附　2,4-二硝基苯肼比色法测定天然果蔬中维生素 C 的含量

一、实验目的

① 理解 2,4-二硝基苯肼比色法测定维生素 C 总量的基本原理。

② 学习其操作方法和了解影响测定准确性的因素。

二、实验原理

总维生素 C 包括还原型、脱氢型和二酮古洛糖酸。贮存时间久以及经过烹调处理的食物，其中有相当一部分维生素 C 成为脱氢型，此种形态的维生素 C 仍有 85% 左右的维生素 C 活性，所以对这类食物常常测定总维生素 C。测定时须将样品中的还原型维生素 C 氧化成脱氢型维生素 C。因脱氢维生素 C 和二酮古洛糖酸都能与 2,4-二硝基苯肼作用生成红色的脎，脎的生成量与总维生素量成正比。于是将脎溶于硫酸，再与同样处理的维生素 C 标准液比色，可求出样品中的总维生素 C 的含量。

三、实验材料

试剂：硫酸、2,4-二硝基苯肼、草酸、硫脲、盐酸、维生素 C 标准品、2% 亚铁氰化钾溶液、活性炭等。

仪器：恒温箱或电热恒温水浴锅、可见光分光光度计、捣碎机、容量瓶、乳钵、烘箱等。

四、实验步骤

1. 样品处理

① 鲜样制备：称取 100g 鲜样，加入 100mL 2% 草酸溶液，倒入捣碎机中打成匀浆，称取 10.0～40.0g 匀浆（含 1～2mg 抗坏血酸）倒入 100mL 容量瓶，用 1% 草酸溶液稀释至刻度，混匀，过滤，滤液备用。

② 干样制备：称取 1～4g 干样（含 1～2mg 抗坏血酸）放入乳钵内，加入等量的 1% 草酸溶液磨成匀浆，连同固形物一起倒入 100mL 容量瓶内，用 1% 草酸溶液稀释至刻度，混匀。过滤备用。

2. 还原型维生素 C 样品的氧化处理

分别量取 25.0mL 上述滤液，加入 2g 活性炭，振摇 1min，过滤，弃去最初

数毫升滤液。分别吸取 10.0mL 提取液，加入 10.0mL 2％硫脲溶液（溶解 2g 硫脲于 100mL1％草酸溶液中），混匀，此试样为稀释液。

3. 呈色反应

① 取 3 支试管，各加入 4mL 经氧化处理的样品稀释液。其中一支试管作为空白对照，向其余两试管加入 1.0mL 2％ 2,4-二硝基苯肼溶液（溶解 2,4-二硝基苯肼 2g 于 100mL 4.5mol/L 硫酸中，过滤，不用时存于冰箱内，每次使用前必须过滤），将所有试管放入 37℃±0.5℃恒温箱或电热恒温水浴锅中，保温 3h。

② 3h 后取出，除空白管外，将所有试管放入冰水中。空白管取出后使其冷至室温，然后加入 1.0mL 2％ 2,4-二硝基苯肼溶液，在室温中放置 10～15min，后放入冰水内。其余步骤同试样。

4. 85％硫酸处理

当试管放入冰水冷却后，向每一试管（连同空白管）中加入 85％硫酸 5mL，滴加时间至少需要 1min，需边加边摇动试管。将试管自冰水中取出，在室温放置 30min 后比色。

5. 样品比色测定

用 1cm 比色皿，以空白液调零点，于 500nm 波长处测定吸光度。

6. 标准曲线绘制

① 加 2g 活性炭［将 100g 活性炭加到 750mL 1mol/L 盐酸中，回流 1～2h，过滤，用水洗数次，至滤液中无铁离子（Fe^{3+}）为止，然后置于 110℃烘箱中烘干］于 50mL 标准溶液中，振摇 1min 后过滤。吸取 10.00mL 滤液放入 500mL 容量瓶中，加 5.0g 硫脲，用 1％草酸溶液稀释至刻度。抗坏血酸浓度为 20μg/mL。吸取 5mL、10mL、20mL、25mL、40mL、50mL、60mL 稀释液，分别放入 7 个 100mL 容量瓶中，用 1％硫脲溶液稀释至刻度，使最后稀释液中维生素 C 的浓度分别为 1μg/mL、2μg/mL、4μg/mL、5μg/mL、8μg/mL、10μg/mL、12 μg/mL，为维生素 C 标准使用液。

② 分别吸取 4mL 各不同浓度的维生素 C 标准使用液于 7 个试管中，吸取 4mL 水于试剂空白管，各加入 1.0mL 2％ 2,4-二硝基苯肼溶液，混匀，将全部试管放入 37℃±0.5℃恒温箱或电热恒温水浴锅中，保温 3h。3h 后将 8 个试管取出，全部放入冰水冷却后，向每一试管中加入 5mL 85％硫酸，滴加时间至少需要 1min，边加边摇动。将试管自冰水取出，在室温放置 30min 后，以试剂空白管调零，并比色测定。以吸光度为纵坐标，维生素 C 含量（mg）为横坐标绘制标准曲线或计算回归方程。

【注意事项】

① 利用普鲁士蓝反应可对铁离子存在与否进行检验：将 2％亚铁氰化钾与

1%盐酸等量混合，将需检测的样液滴入，如有铁离子则产生蓝色沉淀。

② 硫脲的作用在于防止维生素C继续被氧化和有助于脎的形成。

③ 加硫酸显色后，溶液颜色可随时间的延长而加深，因此，在加入硫酸溶液30min后，应立即比色测定。

④ 本实验方法在1～12μg/mL维生素C浓度范围内呈良好线性关系，最低检出限为0.1μg/mL。

⑤ 本实验适用于水果、蔬菜及其制品中总维生素C的测定。

⑥ 食品分析中的总维生素C是指抗坏血酸和脱氢抗坏血酸二者的总量，若食品中本身含有二酮古洛糖酸等维生素C的氧化产物，则导致检测总维生素C含量偏高。

⑦ 试样制备的全部实验过程应避光。

五、实验结果与讨论

$$X = \frac{c}{m} \times 100$$

式中　X——样品中总维生素C含量，mg/100g；

　　　c——由标准曲线查得或由回归方程算得试样测定液总维生素C含量，mg；

　　　m——测定时所取滤液相当于样品的用量，g。

计算结果精确到小数点后两位。

【思考题】

① 试样制备过程为何要避光处理？

② 为何加入85%硫酸溶液时，速率要慢而且需在冰水浴条件下完成？解释若加酸速率过快使样品管中液体变黑的原因。

实验四

维生素C清除自由基的作用研究

一、实验目的

熟悉维生素C清除羟基自由基和超氧阴离子自由基的能力。

二、实验原理

自由基是人体生命活动中多种生化反应产生的正常中间代谢产物，正常情况下，人体内的自由基是处于不断产生与消除的动态平衡中。人体内存在少量的自由基，不但不会对人体构成威胁，还可以帮助传递维持生命力的能量，促进细胞杀灭细菌，消除炎症，分解毒物等。但是如果人体内自由基的数量过多，就会破坏细胞结构，引起脂质过氧化，干扰人体的正常代谢活动，引起疾病，加速人体衰老进程。

邻苯三酚在碱性条件下可以迅速被氧化，在此过程中能够生成超氧阴离子自由基，超氧阴离子自由基又能够加快邻苯三酚的氧化速率，同时伴随有色中间产物的生成，此物质不断积累，在 30～45s 内与时间呈现良好的线性关系，并最长可维持 4min，随后颜色消失速率减慢。此有色中间产物对 425nm 的光有强烈的吸收。由于氧化的速率依赖于超氧阴离子自由基的浓度，其一旦被消除便可使氧化反应得到抑制，阻止中间产物的积累，故可通过测定其在 425nm 波长下的吸光度来评价受试物对超氧阴离子自由基的清除作用。

三、实验材料

仪器：紫外可见分光光度计、恒温水浴锅、pH 计、容量瓶、比色皿等。

试剂：维生素 C、邻苯三酚、三羟甲基氨基甲烷、七水合硫酸亚铁、盐酸、过氧化氢、无水乙醇、水杨酸、100mmol/L Tris-HCl 缓冲液（pH 8.2）等。

四、实验步骤

1. 标准溶液的配制

准确称取 1.0g 维生素 C，用蒸馏水溶解，定容于 100mL 容量瓶，即得到 10 mg/mL 维生素 C 溶液。再准确量取体积为 0.50mL、1.00mL、1.50mL、2.00mL、2.50mL、3.00mL、3.50mL、4.00mL、4.50mL 的 10mg/mL 的维生素 C 溶液，定容于 50mL 容量瓶中，得到 9 个不同浓度维生素 C 样品。

2. 维生素 C 对超氧阴离子自由基的清除作用

吸取 4.5mL 100mmol/L Tris-HCl 缓冲液于 25℃水浴 20min。加入 0.4mL 25mmol/L 邻苯三酚溶液，迅速摇匀，25℃水浴 5min 后取出，倒入比色皿中，以 100mmol/L Tris-HCl 缓冲液为参比液，在波长为 425nm 下测量吸光度。按照上述步骤在加入邻苯三酚前先加入 1.0mL 不同浓度的样品液，同样以 100mmol/L Tris-HCl 缓冲液为参比液，测量样品的吸光度；以丙酮为空白对照组，测量空白对照的吸光度，计算样品的清除率。

$$清除率(\%) = \frac{A_0 - A_x}{A_0} \times 100\%$$

式中　A_0——空白对照组的吸光度；

　　　A_x——加入样品后的吸光度。

3. 维生素 C 对羟基自由基的清除作用

准确吸取 1mL 9 mmol/L $FeSO_4 \cdot 7H_2O$ 溶液、1mL 9 mmol/L 水杨酸-乙醇溶液，加入 1mL 8.8 mmol/L H_2O_2 溶液，在 37℃水浴 30min 后，加入比色皿中，以二次蒸馏水为参比液，在波长为 510 nm 下测定吸光度。按照上述步骤，在加入过氧化氢之前，先加入 1mL 不同浓度的样品液，同样以二次蒸馏水为参比液，测量样品的吸光度，以丙酮为空白对照组，测量空白对照的吸光度，计算样品的清除率。

$$清除率(\%) = \frac{A_0 - A_x}{A_0} \times 100\%$$

式中　A_0——空白对照组的吸光度；

　　　A_x——加入样品后的吸光度。

五、实验结果与讨论

分别计算样品的清除率，分别描述维生素 C 对超氧阴离子自由基、羟基自由基的清除结果。

【思考题】

① 简述测定维生素 C 清除自由基的原理。

② 简述维生素 C 作为还原剂应用于医药和食品的优缺点。

➡ 实验五

维生素 C 在家兔体内的药代动力学研究

一、实验目的

熟悉维生素 C 药代动力学参数的计算方法。

二、实验原理

维生素 C 在体内与脱氢维生素 C 形成可逆的氧化还原系统,在细胞呼吸中起重要的作用。维生素 C 参与氨基酸代谢、神经递质的合成、胶原蛋白和组织细胞间质的合成,可降低毛细血管的通透性,加速血液的凝固,增加对感染的抵抗能力,在临床上广泛应用。

在家兔体内的药代动力学过程大致分为三个时期:静脉注射后从血液迅速地向周围组织分布;部分维生素 C 经肝脏代谢、肾脏排泄而被消除;随着时间的延长维生素 C 血药浓度下降速率明显减慢。

三、实验材料

试剂:维生素 C 注射液、5mmol/L NaH_2PO_4、枸橼酸钠、维生素 C 标准品、氨基甲酸乙酯等。

仪器:高效液相色谱仪,冷冻离心机,真空采血管,旋涡混合器,电子天平等。

实验动物:新西兰大耳白兔。

四、实验步骤

1. 色谱条件

选择色谱柱,柱温:常温;流动相:5mmol/L NaH_2PO_4;紫外检测波长:245nm;流速:1.0mL/min;进样量:$20\mu L$。采用外标法,以峰面积计算含量。

2. 给药方法与血样采集

耳缘静脉注射 20%(g/mL)氨基甲酸乙酯(1mL/kg)麻醉家兔,分离颈总动脉。静脉匀速缓推 0.4g/kg 维生素 C 注射液,给药时间 2min。4 只家兔在推注药物过程中及其后 0、5min、15min、0.5h、1h、2h、4h、6h、8h、12h、24h,用含 3.8%枸橼酸钠真空采血管(1∶9)动脉采血,3000r/min 离心 15min 分离血浆,取上清液,置冰箱 4℃贮存,直至测定。

3. 血浆样品处理

测定前取上清血浆 0.8mL,加等量的维生素 C 保护液,涡旋混合 60s 后 1000r/min、4℃离心 10min,取上清液 $20\mu L$ 进样测定。

4. 数据处理

用 DAS2.2.1 版统计学软件中药代动力学程序进行非线性最小二乘法自动拟合,求算药代动力学参数。

五、实验结果与讨论

计算维生素 C 含量及药代动力学参数。

【思考题】

简述单次静脉注射维生素 C 在家兔体内的药代动力学特征。

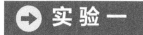

磺胺类药物的合成

一、实验目的

① 学习芳香族化合物硝化、还原、酰胺化、氯磺化等一系列反应的实验方法。

② 掌握多步骤合成与分离、结构测定、性能检测等手段，应用色谱、红外光谱等现代测试仪器和技术，了解现代物理实验方法的应用。

③ 根据反应原理及有关数据，查阅中英文文献，设计磺胺类药物的合成路线。

二、实验原理

芳胺的乙酰化在有机合成中有着重要的作用，例如保护氨基。一级芳胺和二级芳胺在合成中通常被转化为它们的乙酰化衍生物，以降低芳胺对氧化降价的敏感性或避免与其他功能基或试剂（如 $RCOCl$、$-SO_2Cl$、HNO_2 等）之间发生不必要的反应。同时，氨基经酰化后，降低了氨基在亲电取代（特别是卤化）中的活化能力，使其由很强的第Ⅰ类定位基变为中强度的第Ⅰ类定位基，使反应由多元取代变为有用的一元取代。由于乙酰基的空间效应，对位取代产物的比例提高。在合成的最后步骤，氨基很容易通过酰胺在酸碱催化下水解被游离出来。

芳胺可用酰氯、酸酐或冰醋酸来进行酰化，冰醋酸易得，价格便宜，但需要较长的反应时间，适合于规模较大的制备。酸酐一般来说是比酰氯更好的酰化试剂。用游离胺与纯乙酸酐进行酰化，常伴有二乙酰胺 $[ArN(COCH_3)_2]$ 副产物的生成。但如果在醋酸-醋酸钠的缓冲溶液中进行酰化，由于酸酐的水解速率比酰化速率慢得多，可以得到高纯度的产物。但这一方法不适合于硝基苯胺和其他碱性很弱的芳胺的酰化。

本实验是用冰醋酸作乙酰化试剂的。

三、实验材料

仪器：三颈烧瓶、回流冷凝装置、抽滤装置、滴液漏斗、蒸馏瓶、烧杯、锥形瓶、气体吸收装置等。

试剂：硝基苯、铁粉、苯胺、冰醋酸、碳酸氢钠、乙醚、盐酸、乙酸酐、醋酸钠、氯磺酸、氨水、食盐、粒状氢氧化钠等。

四、实验步骤

1. 苯胺的制备

在 250mL 的三颈烧瓶中加入 20g 还原铁粉、30mL 水及 2mL 冰醋酸，装上回流冷凝管、滴液漏斗。小心加热至沸 5min。稍冷后慢慢滴加 10.5mL 硝基苯，边滴加边摇动反应瓶。滴完后，加热回流半小时，并间歇摇动反应瓶，使反应完全。此时冷凝管回流液不再呈现硝基苯的黄色而呈乳白色油珠状。冷却后将反应瓶改为水蒸气蒸馏装置，进行水蒸气蒸馏，蒸至馏出液澄清为止。用食盐饱和馏出液，分出有机层，水层用 20mL 乙醚分三次萃取，合并有机层和醚层，用粒状氢氧化钠干燥。粗产物滤入蒸馏瓶，收集 180～185℃馏分。

2. 乙酰苯胺的制备

在 250mL 烧杯中，放入 5mL 浓盐酸、5.6g（5.5mL、0.06mol）新鲜蒸馏过的苯胺、120mL 水，摇匀。小火加热至 50℃，立即加入 7.3mL 冰醋酸、20mL 水溶液，再加入 9g 结晶醋酸钠的 20mL 水溶液。在搅拌下，将反应液放入盛有 50mL 冷水的烧杯中，冷却后析出晶体，抽滤并压碎晶体，用冷水洗去酸液，粗产物用水重结晶。

3. 对乙酰氨基苯磺酰氯的制备

置 4g 乙酰苯胺于干燥的 150mL 锥形瓶中，在火焰上游动加热熔化乙酰苯胺，摇晃锥形瓶的内容物，使之冷却成铺于瓶底上的一层乙酰苯胺固体。将锥形瓶置于冰浴中冷却，立刻一次加入 10mL 氯磺酸，迅速装上气体吸收装置。移去冰水浴，轻轻地摇晃锥形瓶中的反应物至乙酰苯胺溶解为止。待固体溶解后，将锥形瓶置于温水浴中加热 10min，使反应完全。反应瓶用冰水充分冷却后，在通风橱中，在强烈的搅拌下，慢慢倒入盛有 6.5g 碎冰的烧杯中，用少量冷水洗涤锥形瓶，洗涤液倒入烧杯中，搅拌片刻，并将大块固体压碎，直到得一均匀的悬浮液。抽滤产品以少量冷水洗涤、压干。立即进行下一步反应。

4. 对乙酰氨基苯磺酰胺的制备

将 3g 粗产物转移到 100mL 烧杯中，边搅拌边慢慢加入 15mL 浓氨水，生成白色糊状物，加完后，继续搅拌 10min，使反应完全。加入 10mL 水，缓慢加热 10min 以除去过量的氨，进行下一步反应。

将上述糊状物转入 25mL 三颈烧瓶中，加入 3mL 浓盐酸，加热回流半小时，冷却后得澄清溶液。在搅拌下，小心地加入 4g 粉末状碳酸氢钠，使溶液刚好呈碱性。在冰水浴中冷却，抽滤，用少量冰水洗涤，压干。粗产物用水重结晶（溶于 10mL 沸水中）。

五、实验结果与讨论

描述制得的产物的性状并称重，计算收率。

【思考题】

① 有机化合物必须具有什么性质，才能采用水蒸气蒸馏提纯？本实验为何选择水蒸气蒸馏法把苯胺从反应混合物中分离出来？

② 如果最后制得的苯胺中含有硝基苯，应如何加以分离提纯？

③ 磺胺类药物有哪些理化性质？

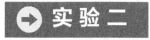

实 验 二

磺胺嘧啶混悬液的制备

一、实验目的

① 掌握混悬型液体制剂的制备方法。

② 熟悉根据药物的性质选用适宜的稳定剂，用以制备稳定混悬剂的方法。

二、实验原理

混悬剂（又称混悬液、悬浊液）系指难溶性固体药物以微粒（>0.5μm）形式分散在液体分散介质中形成的分散体系。

一个优良的混悬剂应具有下列特征：其药物微粒细小，粒径分布范围窄，在液体分散介质中能均匀分散，微粒沉降速度慢，沉降微粒不结块，沉降物再分散性好。

混悬剂的沉降速度与多种因素有关，可用 Stokes 定律表示：

$$V = \frac{2r^2(\rho_1 - \rho_2)g}{9\eta}$$

式中，V 为沉降速度；r 为粒子半径；ρ_1 为粒子密度；ρ_2 为介质密度；η 为混悬剂黏度；g 为重力加速度。

混悬剂微粒的沉降速度与微粒半径、混悬剂黏度的关系最大。通常用减小微粒半径，并加入助悬剂如天然高分子化合物、半合成纤维素衍生物等方法，以增加介质黏度来降低微粒的沉降速度。

混悬剂中微粒分散度高，具有较大的表面自由能，故体系属于热力学不稳定系统。微粒有聚集的趋势，可加入表面活性剂等用以降低固液之间界面张力，使体系稳定。表面活性剂又可作润湿剂，改善疏水性药物的润湿性，从而克服疏水微粒（质轻）因吸附空气而造成上浮现象。

向混悬液中加入絮凝剂，使微粒的ζ电位降低至一定值，微粒间发生絮凝，形成网状疏松的聚集体。其特点是沉降速度快，沉降物体积大，沉降物易再分散，其物理稳定性好，此种混悬剂称絮凝混悬剂。向混悬剂中加入反絮凝剂，使其ζ电位增大，减少微粒间的聚集，沉降速度慢，沉降物体积小，沉降物结块，不宜再分散，其物理稳定性差，此种混悬剂称反絮凝混悬剂。但这种混悬剂由于微粒小，混悬液流动性好，易于倾倒，是适于在短时间内应用的混悬剂。

混悬剂的配制方法有分散法与凝聚法。

分散法：将固体药物粉碎成微粒，再根据主药性质混悬于分散介质中，加入适宜的稳定剂。亲水性药物先干研至一定细度，再加液研磨；疏水性药物则先用润湿剂或高分子溶液研磨，使药物颗粒润湿，最后加分散介质稀释至总量。

凝聚法：将离子或分子状态的药物借助物理或化学方法凝聚成微粒，再混悬于分散介质中形成混悬剂。

混悬剂成品的标签上应注明"用时摇匀"。为安全起见，剧毒药不应制成混悬剂。

三、实验材料

仪器：具塞量筒、烧杯、显微镜、量筒、玻璃棒等。

试剂：磺胺嘧啶、枸橼酸钠、枸橼酸、氢氧化钠、单糖浆、尼泊金乙酯等。

四、实验步骤

1. 配方

磺胺嘧啶（SD）	100g
枸橼酸钠	50g
枸橼酸	29g
氢氧化钠	16g
单糖浆	400mL
4%尼泊金乙酯溶液	10mL
蒸馏水	至1000mL

2. 制法

取 SD 粉末混悬于约 200mL 蒸馏水中，另取氢氧化钠加蒸馏水溶解，将碱液缓缓加入 SD 混悬液中，边加边搅拌，使 SD 成盐而溶解。取枸橼酸钠和枸橼酸加适量蒸馏水溶解，过滤后缓慢加入上述溶液中，不断搅拌至析出细微 SD。最后加入单糖浆和尼泊金乙酯并加蒸馏水至 1000mL，摇匀即得。

3. 质量检查

（1）粒度检查：用显微镜法测定粒度。

（2）沉降体积比的测定：用具塞量筒量取供试品 50mL，盖紧塞，用力振摇 1min，记下混悬物的开始高度 H_0，静置 3h，记下混悬物的最终高度 H，按下式计算，沉降体积比 $F = H/H_0$。干混悬剂按各品种项下规定的比例加水振摇，应均匀分散，并照上法检查沉降体积比，应符合规定。

（3）测定沉降后的再分散性：取上述已测定沉降体积比的制剂，盖紧塞后倒置，再翻转（一反一正算一次，翻动时用力应均匀），分别记录沉降物均匀分散时的翻转次数，次数愈少则混悬剂质量愈好。

五、实验结果与讨论

① 描述粒度检查结果。

② 判断沉降体积比是否符合规定。

③ 根据沉降后的再分散性判断混悬剂质量。

【思考题】

① 常用混悬剂的稳定剂有哪些？

② 讨论该配方中枸橼酸钠和枸橼酸的作用及其作用机制。

➡ 实验三

磺胺嘧啶的重氮化滴定

🌐 一、实验目的

① 掌握永停滴定法的操作。

② 掌握重氮化滴定中永停滴定法的原理。

⚗ 二、实验原理

永停滴定法（dead-stop titration），又称双电流滴定法或双安培滴定法（double amperometric titration），是根据滴定过程中双铂电极的电流随着滴定液的加入而发生的变化来确定滴定终点的方法。测量时把两个相同的铂电极插入样品溶液中。在两电极之间加一低电压，并连有一检流计，然后进行滴定，通过观察滴定过程中检流计指针的变化确定终点。永停滴定法装置简单、准确度高、确定终点方法简便。

磺胺嘧啶是芳香伯胺类药物，它在酸性溶液中可与 $NaNO_2$ 定量完成重氮化反应而生成重氮盐。反应式如下：

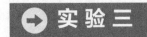

化学计量点后溶液中少量的 HNO_2 及其分解产物 NO 在外加电压的两个铂电极上有如下反应：

阳极　　　　　　$NO + H_2O \rightleftharpoons HNO_2 + H^+ + e$

阴极　　　　　$HNO_2 + H^+ + e \Longleftrightarrow NO + H_2O$

因此在化学计量点时，滴定电池中由原来无电流通过而变为有恒定电流通过。

三、实验材料

仪器：永停滴定仪、电磁搅拌器、酸式滴定管、铂电极等。

试剂：磺胺嘧啶、盐酸、KBr、$NaNO_2$、淀粉-KI 试纸等。

四、实验步骤

精密称定磺胺嘧啶约 0.5g，加盐酸（1:2）10mL 使溶解，再加蒸馏水 50mL 及 KBr 1g，在电磁搅拌棒下用 0.1mol/L $NaNO_2$ 液滴定，将滴定管的尖端插入液面下约 2/3 处，缓缓滴定直至检流器发生明显偏转，不再回正，即至终点。在近终点同时蘸取溶液少许，点在淀粉-KI 试纸上。比较两种方法确定终点的情况。记录达到终点时所用 $NaNO_2$ 的体积，按下式计算磺胺嘧啶的含量。

$$\text{磺胺嘧啶}(\%) = \frac{c_{NaNO_2} \times V_{NaNO_2} \times 0.2503}{S(\text{磺胺嘧啶的质量})} \times 100\%$$

【注意事项】

① 电极的清洁状态是滴定成功与否的关键，污染的电极在滴定时指示迟钝，终点时电流变化小，此时应重新处理电极。处理方法：可将电极插入 10mL 浓硝酸和 1 滴三氧化铁的溶液内，煮沸数分钟，或用洗液浸泡数分钟取出后用水冲洗干净。

② 永停滴定法在滴定过程中有时会由于反应速度慢，向原点逐渐漂移。即随着滴定的进行，流过电流计的电流会逐渐加大，但原点漂移是逐渐的，而测定的终点是突跃的，因此不会影响终点的判断。

③ 滴定终点是否接近，可由指针回零的速度得到启示，若回零的速度越来越慢则表示接近滴定终点。

④ 酸度一般在 1～2mol/L 为宜。

⑤ 催化剂、温度、搅拌速度均会对滴定产生影响。

五、实验结果与讨论

根据达到终点时所用 $NaNO_2$ 的体积，计算磺胺嘧啶的含量。

【思考题】

① 实验过程中为何要加 KBr？

② 为什么滴定管的尖端要插入液面下 2/3 处？

③ 具有何种结构的化合物可以用亚硝酸钠法进行测定？

④ 简述磺胺类药物的鉴别方法有哪些？其原理是什么？

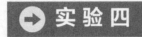

磺胺类药物的吸收与分布

一、实验目的

① 学习血液和组织中药物含量的测定方法。

② 了解磺胺类药物在体内的分布动力学规律与临床意义。

二、实验原理

吸收：药物自用药部位进入血液循环的过程称为吸收。

影响药物吸收的因素：许多因素都可以影响药物的吸收，如药物本身的理化性质、剂型、制剂工艺和给药途径等。

口服给药（oral administration，per os，p. o.）是最常用的给药方式，其主要吸收部位为小肠，吸收方式主要为脂溶扩散。影响药物口服吸收的因素很多。①药物的理化性质：包括药物的脂溶性、解离度、分子量等均可影响药物的吸收。②药物的剂型：剂量相同的同一药物，因剂型不同，药物的吸收速度、药效产生快慢与强度都会表现出明显的差异。③药物的制剂工艺：即使剂量、剂型相同的同一药物，因制剂工艺的不同，也会对药物作用产生明显影响，而改变口服药物的吸收速度和程度。④首过消除：首过消除明显的药物一般不宜口服给药（如硝酸甘油、利多卡因等）；但首过消除也有饱和性，若剂量加大，虽有首过消除存在，仍可使血中药物浓度明显升高。⑤吸收环境：胃排空、肠蠕动的快慢、胃内容物多少和性质等因素均可影响口服药物的吸收。

药物分布是指进入血液循环的药物从血液向组织、细胞间液和细胞内的转运过程。

影响药物分布的主要因素为药物的理化性质、体液 pH、血浆蛋白结合率和膜通透性等。由于不同器官的血液灌注差异，药物与组织结合力不同，各部位 pH 和细胞膜通透性差异等影响，药物分布一般是不均匀的。

药物进入循环后，首先与血浆蛋白结合成为结合型药物，未被结合的药物则称为游离型药物。一般以血浆蛋白结合率来表示药物与血浆蛋白结合的程度，即血中与蛋白结合的药物占总药量的比值。药物与血浆蛋白的结合是可逆的，结合型药物暂时失去药理活性。由于结合型药物分子体积增大而不易通过血管壁，因此暂时储存于血液中，可见结合型药物起着类似药库的作用。药物进入相应组织后也与组织蛋白发生结合，也起到药库作用。此库对于药物作用及其维持时间长短有重要意义，一般蛋白结合率高的药物体内消除慢，作用维持时间长。体内只有游离型药物才能透过生物膜，进入到相应的组织或靶器官，产生效应或进行代谢与排泄。许多难溶于水的药物，与血浆蛋白结合后，在血液中被转运，结合型与游离型药物快速达到动态平衡，游离型药物不断透过生物膜，血中游离型药物浓度降低，结合型药物随时释出游离型药物。

磺胺嘧啶的测定原理：磺胺类药物为氨基苯类化合物，在酸性溶液中可与亚硝酸钠发生重氮反应生成重氮盐，此盐在碱性溶液中与麝香草酚起偶联反应形成橙红色偶氮化合物，将该化合物在 525nm 波长下比色，其 OD 值与磺胺类药物浓度成正比。

三、实验材料

试剂：20％磺胺嘧啶钠（SD-Na）、0.05％ SD、7.5％和 15％三氯醋酸、肝素、0.5％麝香草酚、0.5％亚硝酸钠、蒸馏水等。

仪器：分光光度计、离心机、电子秤、刻度离心管、试管、手术器械、组织研磨器、小鼠灌胃器、移液管、托盘天平、集血瓶、注射器等。

实验动物：小鼠，体重 20～22g。

四、实验步骤

① 取两只小鼠，记为给药组和对照组，给药组给予 20％SD-Na0.1mL/10g 灌胃，对照组给予等体积生理盐水。

② 给药组于药后 30min 通过摘眼球取血。对照组在实验开始时同法取血（用于装血样的离心管需提前用肝素抗凝，取血后摇匀）。

③ 将离心管编号，准确吸取抗凝血 0.2mL，加入盛有 7.5％三氯醋酸 2.8mL 的离心管中，充分摇匀。

④ 取血后，颈椎脱臼处死上述两只小鼠，分别剪开腹腔和颅腔，迅速剖取上述小鼠的肝、肾、脑，并用滤纸吸去血液。

⑤ 准确称取脑、肝、肾组织各 200～400mg，分置于组织研磨器中，按 100mg 组织加三氯醋酸 1mL 制备匀浆，倒入相应编号的离心管中，3000r/min 离心 10min。

⑥ 准确吸取各管上清液 1.5mL 分别加至相对应编号的试管中，标准管吸取对照管上清液 1.4mL，加 0.1mL 1mg/mL 标准 SD 溶液，然后各管依次加入 0.5mL 亚硝酸钠，充分摇匀后加入 1.0mL 麝香草酚并摇匀。

⑦ 以对照管作参比，在 525nm 波长下测 OD 值。

【注意事项】

① 集血瓶和注射器用时需提前用肝素润洗。

② 每次所取样品中磺胺的浓度不一样，磺胺很容易被污染，所以实验过程中注射器等应清洗干净，避免交叉污染。

五、实验结果与讨论

计算血液和各组织脏器中磺胺嘧啶的分布。

【思考题】

① 影响药物吸收的因素有哪些？

② 口服给药时，药物的吸收受哪些因素的影响？

③ 药物与血浆蛋白的结合受到哪些因素的影响？

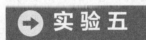

磺胺嘧啶非静脉给药后的药时曲线及药动学参数计算

一、实验目的

① 了解磺胺嘧啶非血管内一次给药后血药浓度随时间变化的规律。

② 掌握非静脉给药时，药动学参数的计算方法。

二、实验原理

已知磺胺嘧啶等磺胺类药物在酸性环境下其苯环上的氨基（—NH_2）将被离子化而生成—NH_3^+。后者与亚硝酸钠可发生重氮化反应进而生成重氮盐。该化合物在碱性条件下可与麝香草酚生成橙黄色化合物。在525nm 波长下比色，其光密度与磺胺嘧啶的浓度成正比。

根据上述原理，在给受试家兔一次给予一定剂量的磺胺嘧啶后，于不同时间点采集其静脉血样，采用比色法对各样品中磺胺嘧啶的血药浓度进行定量分析，并以血药浓度对相应时间作图，从而获得磺胺嘧啶的静脉给药后的药时曲线。

三、实验材料

药品：20％磺胺嘧啶（SD）、7.5％三氯醋酸、20％SD 标准液、0.5％亚硝酸钠、0.5％麝香草酚（用 20％NaOH 配制）、1000U/mL 肝素、3％戊巴比妥钠、蒸馏水等。

器材：721 分光光度计、离心机、磅秤、手术器械、动脉夹、尼龙插管（或玻璃插管、硅胶管）、兔手术台、注射器（5mL）及针头、移液器（0.01～1mL）、吸头、试管、离心管、试管架、玻璃记号笔、药棉、纱布、计算机等。

动物：3kg 左右家兔一只。

四、实验步骤

① 麻醉：全麻或局麻均可。取兔一只（实验前禁食12h、不禁水），记录体重和性别，耳缘静脉注射 3％戊巴比妥钠 0.8～1.0mL/kg 麻醉，仰位固定于兔手术台上。

② 手术：颈部手术区剪毛，切皮 6cm 左右，钝性分离皮下组织和肌肉，气管插管，分离出颈总动脉 2～3cm，在其下穿两根细线，结扎远心端，保留近心端。

③ 耳缘静脉注射 1000 U/mL 肝素 1mL/kg。

④ 插管：用动脉夹夹住动脉近心端，再于两线中间的一段动脉上剪一 V 形切口，插入尼龙插管，用线结扎牢固，以备取血用。

⑤ 取血：打开动脉夹放取空白血样 0.4mL，分别放入 1 号管（空白管）和 2 号管（标准管）各 0.2mL 摇匀静置；而后腹腔注射 20％SD 1.5mL/kg，分别于注射后 5min、15min、30min、45min、75min、120min、180min、240min、300min 时由动脉取血 0.2mL 加到含有 7.5％三氯醋酸 2.7mL 的试管中摇匀。标

准管加入 0.1％SD 标准液 0.1mL，其余各管加蒸馏水 0.1mL 摇匀。

⑥ 显色：将上述各管离心 5min（1500～2000r/min），取上清液 1.5mL，加 0.5％亚硝酸钠 0.5mL，摇匀后，再加入 0.5％麝香草酚 1mL 后溶液为橙色。

⑦ 标准曲线的绘制：将 20％磺胺嘧啶标准液倍比稀释为 10％、5％、2.5％、1.25％、0.625％浓度标准液。

⑧ 测定：于分光光度计在 525nm 波长下测定各样品管的光密度值（见表 5-1）。

表 5-1　磺胺类药物血药浓度测定结果

试管	时间/min	7.5%三氯醋酸/mL	血液/mL	蒸馏水/mL	操作	0.5%亚硝酸钠/mL	操作	0.5%麝香草酚/mL	光密度	浓度/(μg/mL)
空心管	0	2.7	0.2	0.1		0.5		1	0	
标准管	0	2.7	0.2	1% SD 标准液 0.1		0.5		1		16.7
给药后	5	2.7	0.2	0.1	充分摇匀后离心5min，取上清液1.5mL	0.5	充分摇匀	1		
	15	2.7	0.2	0.1		0.5		1		
	30	2.7	0.2	0.1		0.5		1		
	45	2.7	0.2	0.1		0.5		1		
	75	2.7	0.2	0.1		0.5		1		
	120	2.7	0.2	0.1		0.5		1		
	180	2.7	0.2	0.1		0.5		1		
	240	2.7	0.2	0.1		0.5		1		
	300	2.7	0.2	0.1		0.5		1		

⑨ 计算血中药物浓度：根据同一种溶液浓度与光密度成正比的原理，可用空白管、标准管浓度及其光密度值求算出样品管的磺胺药物浓度。

五、实验结果与讨论

将所得数据填入表 5-1 中，并用计算机软件绘制药物的药时曲线，求出药代动力学参数。

【思考题】

① 磺胺嘧啶在家兔体内时曲线呈几房室模型？为什么？

② 试述药代动力学参数 V_d、$t_{1/2\alpha}$、$t_{1/2\beta}$、K_{10}、K_{12}、K_{21}、CL、AUC 的含义。

项目六

硝苯地平

➡ 实验一

硝苯地平的合成

🌐 一、实验目的

① 熟悉二氢吡啶类化合物的合成，以及汉斯（Hanstzch）反应在二氢吡啶类心血管药物生产中的应用。

② 了解合成反应的中间控制的方法。

🧪 二、实验原理

硝苯地平由乙酰乙酸甲酯、邻硝基苯甲醛、氨水缩合得到。

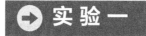

硝苯地平在结构上属二氢吡啶衍生物，大多可以通过汉斯反应，由 2 分子酮酸酯和 1 分子醛、1 分子氨缩合成环得到。机理如下：

$$RCOCH_2COOR^1 + NH_3 \xrightarrow{-H_2O} RCCH_2COOR^1 \rightleftharpoons RC=CHCOOR^1$$

中间体 **A**

$$R^2CHO + R^3COCH_2COOR^4 \xrightarrow[NH_3]{-H_2O} R^2CH=C \begin{matrix} COR^3 \\ COOR^4 \end{matrix}$$

中间体 **B**

当 R^1 和 R^4，R 和 R^3 分别相同时，即同一个酮酸酯，上述中间体 **A** 和 **B** 不必分离，可一锅法合成得到目的物。但当 R^1 和 R^4，或 R 和 R^3 有一对不同，或两对都不相同时，中间体 **A** 和 **B** 要分别制备，最后缩合。本过程中的副反应较多，如乙酰乙酸甲酯的分解、中间体（含烯链）的缩合等。

三、实验材料

试剂：邻硝基苯甲醛、乙酰乙酸甲酯、氨水、甲醇等。

仪器：100mL 梨形瓶、球形冷凝管、$0 \sim 200$℃温度计、油浴装置、抽滤装置、沸石、烧杯、量筒、磁力搅拌器等。

四、实验步骤

100mL 梨形瓶装回流冷凝器，在电磁搅拌下，向反应瓶中依次加入邻硝基苯甲醛 7.7g（0.05mol）、乙酰乙酸甲酯 13.9g（0.12mol）、甲醇 13mL 和氨水（25%～28%）5.5mL（共约 0.08mol），加入沸石，搅拌下缓缓加热，0.5h 后至回流。反应 2～3h 后，取少许反应物，以薄层色谱（TLC）检查反应情况，整个回流过程需要 3～4h。静置，冷却至 5℃，析出黄色结晶，用布氏漏斗抽滤，少量冰甲醇清洗，得粗产品。粗品用 7～8 倍体积的甲醇重结晶，必要时可趁热过滤，静置，冷却，过滤，用少许冰甲醇洗涤，在 75℃下干燥，得到浅黄色结晶 10～11.5g，熔点为 172～174℃，产率为 60%～65%。

【注意事项】

① 反应开始时，缓慢加热，避免大量氨气逸出。

② 油浴温度不能太高，以免生成副产物。

③ 实验室保持良好通风。

④ 冷却水不能开得过大。

⑤ 重结晶析出晶体时，尽量采用自然冷却法。

五、实验结果与讨论

描述所得产物的性状，计算产率。

【思考题】

① 如何鉴别硝苯地平？

② 实验中加沸石的作用及注意事项有哪些？

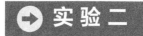

硝苯地平缓释片的制备

一、实验目的

① 掌握缓控释制剂的概念及分类。

② 了解缓控释制剂的原理。

③ 熟悉缓释片的质量检查方法。

二、实验原理

缓释制剂系指在规定的释放介质中，按要求缓慢地非恒速释放药物，与相应的普通制剂比较，给药频率比普通制剂减少一半或有所减少，且能显著增加患者依从性的制剂。

控释制剂系指在规定的释放介质中，按要求缓慢地恒速释放药物，与相应的普通制剂比较，给药频率比普通制剂减少一半或有所减少，血药浓度比缓释制剂更加平稳，且能显著增加患者依从性的制剂。

与普通制剂比较，缓控释制剂药物治疗作用持久、毒副作用低、用药次数减少。由于设计要求，药物可缓慢释放进入体内，血药浓度峰谷波动小，可避免超过治疗血药浓度范围的毒副作用，又能保持在有效浓度范围之内以维持疗效。

缓控释制剂的释药原理主要有控制溶出、扩散、溶蚀或扩散与溶出相结合，也可利用渗透压或离子交换机制。释放过程可以用不同方程进行曲线拟合，如一级方程、Higuchi 方程、零级方程等。缓释与控释的主要区别在于缓释制剂是按时间变化先多后少地非恒速释放，控释制剂是按零级速率规律释放，即其释药是不受时间限制的恒速释放，可以得到更为平稳的血药浓度，峰谷波动更小，直至吸收完全。通常缓释、控释制剂中所含的药物量比相应单剂量的普通制剂多，工艺也较复杂。

硝苯地平是第一代钙拮抗剂，阻滞钙离子经过心肌细胞膜或血管平滑肌细胞膜进入细胞内，由此引起周身血管张力减弱，因而降低血压，是目前公认的安全有效的一线降压药物。但治疗高血压的药物必须作用持久、效果稳定，而硝苯地平的持续作用时间较短，半衰期为 4～5h，一般常用量为每日 2～3 次，且血药浓度波动大，会产生峰谷现象，引起较多不良反应。为减少用药次数，使用药更安全，硝苯地平缓释片在临床上被广泛应用。

三、实验材料

试剂：硝苯地平、羟丙甲纤维素、乳糖、十二烷基硫酸钠、硬脂酸镁、盐酸等。

仪器：药筛、单冲压片机、紫外分光光度计、恒温干燥箱、容量瓶、移液管等。

四、实验步骤

1. 配方

硝苯地平 10g、羟丙甲纤维素 14g、乳糖 76g、十二烷基硫酸钠 0.6g、硬脂酸镁 0.5g，共制成 1000 片。

2. 制备

将硝苯地平、羟丙甲纤维素、十二烷基硫酸钠和乳糖混合均匀，采用干法制粒干燥，使用 16 目筛整粒，然后加入硬脂酸镁混合均匀，压片，即得。

3. 质量检查

（1）标准曲线的绘制：用精密微量天平称取 25mg 硝苯地平标准品，在 500mL 的锥形瓶中使用少量的丙酮溶解，然后利用盐酸溶液定容至 1000mL，摇匀。另外，再量取适量的硝苯地平标准品用盐酸稀释成 2.5μg/mL、5μg/mL、7.5μg/mL、10μg/mL、12.5μg/mL 和 15μg/mL 一系列浓度的溶液，利用紫外分光光度计以 333nm 波长测定各不同浓度溶液的吸光度，选用盐酸溶液作为空白对照，绘制硝苯地平的标准曲线。

（2）释放度的测定：按照《中国药典》溶出度与释放度测定法的第二法，取硝苯地平缓释片，先用 9mL 的盐酸溶解，再用盐酸定容至 1000mL，在（37±0.5）℃温度下，以 50r/min 转速进行溶解，搅拌 1h、2h、4h、6h、8h、10h 取出溶液，同时补充同温等量的盐酸溶液以使任何时间的溶液浓度相似。然后过滤，滤液用紫外分光光度计在 333nm 波长下测定吸光度值，利用回归方程求得各个时间点取出溶液的浓度，然后计算每片硝苯地平缓释片在不同时刻下的累积释放率。

【注意事项】

由于硝苯地平对光不稳定，制备过程中尽量采用避光操作。

五、实验结果与讨论

① 绘制硝苯地平的标准曲线。
② 计算每片硝苯地平缓释片在不同时刻下的累积释放率。

【思考题】

羟丙甲纤维素在药物制剂中的应用有哪些？在本实验中的作用是什么？

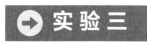

硝苯地平原料药的质量分析

一、实验目的

① 掌握铈量法测定硝苯地平含量的原理及操作方法。
② 熟悉硝苯地平的有关物质检查及化学鉴别方法。
③ 了解硝苯地平的光谱鉴别方法。

二、实验原理

硝苯地平为二氢吡啶类钙通道阻滞药物，化学名为 2,6-二甲基-4-(2-硝基苯基)-1,4-二氢-3,5-吡啶二甲酸二甲酯,为黄色结晶性粉末;无臭,无味;遇光不稳定。本品在丙酮或三氯甲烷中易溶,在乙醇中略溶,在水中几乎不溶。按干燥品计算,含 $C_{17}H_{18}N_2O_6$ 应为 98.0%～102.0%。

1. 硝苯地平的鉴别反应

① 硝苯地平与碱作用,二氢吡啶环的 1,4 位氢均可发生解离,形成 p-π 共轭而发生颜色变化,显橙红色。

② 硝苯地平具有芳环,在紫外光区有特征吸收:在 237nm 的波长处有最大吸收,在 320～355nm 的波长处有较大的宽幅吸收;还具有特征的红外光谱。

2. 硝苯地平的杂质检查方法

硝苯地平在光照和氧化剂条件下分别生成两种降解氧化产物。杂质Ⅰ:2,6-二甲基-4-(2-硝基苯基)-3,5-吡啶二甲酸二甲酯;杂质Ⅱ:2,6-二甲基-4-(2-亚硝基苯基)-3,5-吡啶二甲酸二甲酯。其中光催化氧化反应除将二氢吡啶芳构化以外,还能将硝基转化为亚硝基。杂质Ⅱ为硝苯地平的主要光分解产物,对人体极为有害。《中国药典》(2020 年版)二部采用 HPLC 法进行有关物质的检查。

3. 硝苯地平的含量测定方法

① 铈量法:硝苯地平具有还原性,可在酸性溶液中以邻二氮菲为指示剂,用铈量法直接滴定。硝苯地平与硫酸铈反应的物质的量比为 1:2,用邻二氮菲指示液指示终点。终点时微过量的 Ce^{4+} 将指示液中的 Fe^{2+} 氧化成 Fe^{3+},使橙红色消失,以指示终点。

② 高效液相色谱法:用于硝苯地平片剂的含量测定。

三、实验材料

仪器:高效液相色谱仪、紫外分光光度计,红外分光光度计、滴定装置、电子天平、水浴锅、乳钵、容量瓶等。

试剂:硝苯地平原料药、硝苯地平对照品、2,6-二甲基-4-(2-硝基苯基)-3,5-吡啶二甲酸二甲酯(杂质Ⅰ)对照品;2,6-二甲基-4-(2-亚硝基苯基)-3,5-吡啶二甲酸二甲酯(杂质Ⅱ)对照品;高氯酸溶液、邻二氮菲指示液、0.1mol/L 硫酸铈滴定液、丙酮、三氯甲烷、无水乙醇、甲醇、十二烷基硫酸钠、氢氧化钠等。

四、实验步骤

1. 鉴别

① 取本品约 25mg,加丙酮 1mL 溶解,加 20%氢氧化钠溶液 3～5 滴,振摇,观察并记录实验现象。

② 取本品适量，加三氯甲烷 2mL 使溶解，加无水乙醇制成每 1mL 约含 15μg 的溶液，按照紫外-可见分光光度法测定，在 237nm 的波长处有最大吸收，在 320～355nm 的波长处有较大的宽幅吸收。在 200～400nm 范围内进行波长扫描，观察并记录实验现象。

2. 有关物质检查

需避光操作。取本品，精密称定，加甲醇溶解并定量稀释制成每 1mL 中约含 1mg 的溶液，作为供试品溶液。另取 2,6-二甲基-4-(2-硝基苯基)-3,5-吡啶二甲酸二甲酯（杂质Ⅰ）对照品与 2,6-二甲基-4-(2-亚硝基苯基)-3,5-吡啶二甲酸二甲酯（杂质Ⅱ）对照品，精密称定，加甲醇溶解并定量稀释制成每 1mL 中约含 10μg 的混合溶液，作为对照品储备液。分别精密称取供试品溶液与对照品储备液各适量，用流动相定量稀释制成每 1mL 中分别含硝苯地平 2μg、杂质Ⅰ 2μg 与杂质Ⅱ 1μg 的混合溶液，作为对照溶液。按照《中国药典》（2020 年版）通则 0512 高效液相色谱法实验。用十八烷基硅氧键合硅胶为填充剂；以甲醇：水（60：40）为流动相；检测波长为 235nm。取硝苯地平对照品、杂质Ⅰ对照品与杂质Ⅱ对照品各适量，加甲醇溶解并稀释制成每 1mL 中各含 1mg、10μg 与 10μg 的混合溶液，取 29μL，注入液相色谱仪，调节检测灵敏度，使硝苯地平色谱峰的峰高约为满量程的 50%；再精密量取供试品溶液与对照溶液各 20μL，分别注入液相色谱仪，记录色谱图至主成分峰保留时间的 2 倍。供试品溶液的色谱图中如有与杂质Ⅰ峰、杂质Ⅱ峰保留时间一致的色谱峰，按外标法以峰面积计算，均不得过 0.1%；其他单个杂质峰面积不得大于对照溶液中硝苯地平峰面积（0.2%）；杂质总量不得过 0.5%。

3. 含量测定

取本品约 0.4g，精密称定。加无水乙醇 50mL，微温使溶解，加高氯酸溶液 50mL、邻二氮菲指示液 3 滴，立即用 0.1mol/L 硫酸铈滴定液滴定，至近终点时，在水浴中加热至 50℃左右，继续缓缓滴定至橙红色消失，并将滴定的结果用空白试验校正。每 1mL 0.1mol/L 硫酸铈滴定液相当于 17.32mg 的 $C_{17}H_{18}N_2O_6$。

【注意事项】

① 在避光条件下进行有关物质检查。

② 邻二氮菲指示液应临用新制。

五、实验结果与讨论

计算硝苯地平原料药的含量。

【思考题】

① 硝苯地平有关物质检查中，分别采用什么方法对已知杂质和未知杂质进行限量控制？

② 硝苯地平原料药采用铈量法进行含量测定时，为什么要在水浴中加热至50℃左右，才继续缓缓滴定至橙红色消失？为什么要加入50mL的高氯酸溶液？

附：硝苯地平缓释片的质量分析

一、实验目的

① 掌握薄层色谱法的操作方法。

② 了解硝苯地平缓释片的质量分析方法。

二、实验原理

硝苯地平是第一代钙拮抗剂，为抗高血压、防治心绞痛的药物。《中国药典》（2020年版）采用紫外-可见分光光度法测定硝苯地平的含量。由于测定波长选择在其宽幅的吸收峰处，而硝苯地平遇光极不稳定，分子内部发生光化学歧化作用，降解为硝基苯吡啶衍生物及亚硝基苯吡啶衍生物。《美国药典》（USP）I版运用高效液相色谱（HPLC）法，采用外标法测定片剂的含量，并检查有关杂质。《英国药典》（BP）（1988年版）采用铈量法测定原料药的含量，采用液相色谱法检查有关杂质。在《美国药典》（USP）和《英国药典》（BP）的有关物质检查中，都使用杂质对照品，测定亚硝基苯吡啶和硝基苯吡啶类似物两种杂质。

三、实验材料

试剂：硝苯地平缓释片（NF）、硝苯地平标准品、氢氧化钠、苯、无水乙醇、丙酮、氯仿、十二烷基硫酸钠（SDS）、甲醇等。

仪器：紫外分光光度计、高效液相色谱仪、硅胶GF_{254}薄层板、乳钵、容量瓶、滤纸、十八烷基硅烷键合硅胶、超声波清洗机、$0.45\mu m$微孔滤膜等。

四、实验步骤

1. 鉴别

① 取本品的细粉适量（约相当于硝苯地平50mg），加丙酮3mL，振摇提取，

放置后，取上清液，加 20％NaOH 溶液 3～5 滴，振摇，溶液显橙红色。

② 取含量测定下的溶液，加等量的无水乙醇稀释后，按照分光光度法在 237 与 333nm 的波长处有最大吸收。

2. 检查

① 有关物质检查 应避光操作。取本品的细粉适量，加丙酮使成每 1mL 中含硝苯地平 10mg，振摇提取后，静置使澄清，取上清液作为供试品溶液；精密量取适量，加丙酮制成每 1mL 中含 0.20mg 的溶液，作为对照溶液。按照薄层色谱法《中国药典》（2020 年版）实验。吸取上述两种溶液各 10μL，分别点于同一硅胶 GF$_{254}$ 薄层板上，以苯-氯仿-无水乙醇（3：1：0.2）为展开剂。展开后，晾干，在紫外光灯（254nm）下检视，供试品溶液如显杂质斑点，与对照溶液的主斑点比较，不得更深。

② 含量均匀度检查 应避光操作。取本品 1 片置乳钵中，研细，加氯仿 2mL，研磨，用无水乙醇分次转移至 50mL 容量瓶中，加无水乙醇稀释至刻度，摇匀，用干燥滤纸过滤。弃去初滤液，精密量取续滤液 5mL，置 25mL 容量瓶中，用无水乙醇稀释至刻度。摇匀，按照分光光度法在 333nm 波长处测定吸光度，按 $C_{17}H_{18}N_2O_6$ 的吸收系数（$E_{1cm}^{1\%}$）为 140 计算含量。应符合《中国药典》规定。

③ 溶出度检查 应避光操作。取本品，照溶出度与释放度测定法（通则 0931 第二法），以 0.25％十二烷基硫酸钠溶液 900mL 为溶出介质，转速为 120r/min，依法操作，经 60min 时，取溶液适量，滤过，取续滤液作为供试品溶液。另取硝苯地平对照品约 10mg，精密称定，置 100mL 容量瓶中，加甲醇溶解并稀释至刻度，精密量取适量，用溶出介质定量稀释制成每 1mL 中约含硝苯地平 5μg（5mg 规格）或 10μg（10mg 规格）的溶液，作为对照品溶液。照含量测定项下的方法，按外标法以峰面积计算每片的溶出量。限度为标示量的 75％，应符合规定。

3. 含量测定

按照高效液相色谱法（通则 0512）测定。色谱条件与系统适用性试验用十八烷基硅烷键合硅胶为填充剂；以甲醇-水（60：40）为流动相：检测波长为 235nm。理论塔板数按硝苯地平峰计算不低于 2000，硝苯地平峰与相邻杂质峰的分离度应符合要求。本测定方法避光操作。取本品 20 片，除去包衣，精密称定，研细，精密称取适量（约相当于硝苯地平 10mg），置 50mL 容量瓶中，加甲醇适量，超声使硝苯地平溶解，放冷，用甲醇稀释至刻度，摇匀，滤过，精密量取续滤液 5mL，置 50mL 容量瓶中，用甲醇稀释至刻度，摇匀，作为供试液，精密量取 2μL，注入液相色谱仪，记录色谱图。另取硝苯地平对照品，精密称定，加甲醇溶解并定量稀释制成每 1mL 中约含 20μg 的溶液，同法测定。按外标法以峰面积计算，即得。

4. 标准曲线的绘制

精密称取适量 NF 加入适量无水乙醇溶解，配制成储备液。取适量上述溶液用 0.3%SDS 水溶液稀释定容成浓度为 0.5μg/mL、1μg/mL、2μg/mL、5μg/mL、10μg/mL、20μg/mL 的系列溶液，以 0.3%SDS 溶液为参比，于 333nm 波长处测定吸光度。

5. 体外释放度实验

按照《中国药典》（2020 年版）溶出度与释放度测定法（通则 0931 第二法），采用桨法测定 NF 缓释片释放度。释放介质为 0.3%SDS 溶液，温度为 (37±0.5)℃，转速为 100r/min。取 NF 缓释片直接投入溶出杯中，于 1h、2h、4h、6h、8h、10h、12h 各取样 5mL，同时补充同体积的溶出介质，样品用 0.45μm 微孔滤膜过滤后，取续滤液于 333nm 处测定 NF 吸光度，代入回归方程，计算药物浓度及累积溶出率。

6. 体外释药机制研究

取本品，按照《中国药典》（2020 年版）溶出度与释放度测定法（通则 0931 第二法），采用第二法装置，以水（含 1%的十二烷基硫酸钠）为释放介质，体积为 900mL，转速为 100r/min，依法操作。分别于 4h、8h、12h、16h、24h 时各取溶液 5mL，并及时补充相同温度、相同体积的水，用 0.45μm 的滤膜过滤，取续滤液作为供试品溶液，按拟定色谱条件进样检测，计算不同时间的累积释放率。为更直观地描述硝苯地平缓释片的体外释药机制，根据上述释放度测定结果，分别用不同释放模型（零级方程、一级方程、Higuchi 方程、Ritger-Peppas 方程、Weibull 方程）进行线性拟合。

五、实验结果与讨论

计算硝苯地平缓释片的浓度；根据桨法实验结果计算药物累积溶出率。

【思考题】

① 硝苯地平缓释片的适应证有哪些？

② 服用硝苯地平缓释片有哪些注意事项？

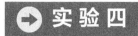

硝苯地平降压作用及机制分析

一、实验目的

通过在体实验观察硝苯地平降压作用；观察硝苯地平对去甲肾上腺素和 KCl 诱导的离体血管平滑肌收缩作用影响，从而分析其降压作用机制。

二、实验原理

硝苯地平又名心痛定，属于第一代双氢吡啶类钙通道阻断剂，可在通道水平上选择性抑制钙离子经细胞膜上的钙通道进入细胞内，减少细胞内钙离子浓度，抑制肌细胞的收缩，使血压下降。

高浓度的氯化钾液（80~100mmol）可使血管平滑肌细胞去极化，促使电压门控钙通道（VGCC）开放，引起胞外 Ca^{2+} 内流，导致血管平滑肌收缩。

α受体激动药（如去甲肾上腺素）激动血管平滑肌 α受体，促使受体操控钙通道（ROCC）开放，引起胞外 Ca^{2+} 内流而致血管环（条）收缩。

观察硝苯地平对去甲肾上腺素和高钾诱导的离体血管平滑肌收缩作用的影响，可初步分析硝苯地平对血管平滑肌细胞的作用是通过肌细胞膜上的电压门控钙通道，还是受体操控钙通道发挥作用。

三、实验材料

试剂：柯氏液、10^{-5}mol/L 硝苯地平、0.1％去甲肾上腺素、4mol/L 氯化钾、25％氨基甲酸乙酯等。

仪器：兔手术器械、BL-410 生物信号采集与处理系统、张力和压力传感器、无创尾动脉测压仪、灌流肌槽、双凹夹、丝线、氧气袋、眼科小镊等。

实验动物：家兔。

四、实验步骤

① 固定家兔，通过无创尾动脉测压仪测量家兔尾动脉血压，测定之后，给家兔注射 10^{-5}mol/L 硝苯地平 0.2mL，观察血压是否下降，如血压下降，则表明硝苯地平有降压作用。

② 用 25% 氨基甲酸乙酯按 0.4mL/kg 耳缘静脉注射麻醉家兔,迅速打开胸腔,找出主动脉弓,沿主动脉走行线路,依次分离胸、腹主动脉(紧贴脊柱),分离至腹主动脉分叉处,于主动脉弓以下和腹主动脉分叉处分别用线结扎,防止血液流出,然后在靠近两端的结扎线处分别剪断,得离体主动脉环(条),立即放入盛有恒温 37℃ 的 20mL 柯氏液的浴槽中。用眼科小镊轻轻摩擦血管内表面,破坏血管内皮,以排除其对血管平滑肌收缩的影响。离体主动脉环一端固定于浴槽,一端连于张力和压力传感器,同时通以 95%O_2+5%CO_2 混合气体,静息张力 2g,平衡 90min。每隔 20min 更换柯氏液一次。

③ 标本平衡 90min 后,在浴槽中加入 4mol/L 氯化钾 0.1mL,记录动脉环的收缩,在其收缩达高峰后,用柯氏液洗标本 4 次。10min 后再加入 4mol/L 氯化钾 0.1mL,记录动脉环收缩,在两次加氯化钾后动脉环收缩基本相同时可供以下实验。

④ 给药:按以下顺序把药物加入浴槽中。

a. 用柯氏液洗标本 4 次,加入 10^{-5}mol/L 硝苯地平 0.2mL,15min 后再加入 4mol/L 氯化钾 0.1mL。记录动脉环收缩,在收缩达高峰后用柯氏液洗标本 4 次。

b. 加入 0.1% 去甲肾上腺素 0.2mL,记录动脉环的收缩,在反应达高峰时用柯氏液洗标本 4 次。

c. 20min 后,给予 10^{-5}mol/L 硝苯地平 0.2mL,15min 后再加入 0.1% 去甲肾上腺素 0.2mL,记录动脉环的收缩。

【注意事项】

① 柯氏液的组分及配制

组分	0.5L 柯氏液	1L 柯氏液
NaCl/g	3.5363	7.0726
KCl/g	0.2198	0.4396
$NaHCO_3$/g	0.6048	1.2096
$MgSO_4$/g	0.15	0.30
Na_2HPO_4/g	0.1278	0.2556
$CaCl_2$/g	0.1388	0.2775
Glucose/g	1.035	2.070

② 柯氏液除了含有氯化钠成分,还含钠离子、钾离子、钙离子、镁离子、氯离子及乳酸根离子,可保持离体组织器官生理活性。

五、实验结果与讨论

通过实验结果，分析其降压作用机制。

【思考题】

请简述硝苯地平的药理作用及其作用机制。

项目七

氯霉素

实验一

氯霉素的合成

一、实验目的

① 熟悉溴化、Delepine 反应、酰化、羟甲基化、Meerwein-Ponndorf-Verley 还原、水解、拆分、二氯乙酰化等反应的原理。

② 掌握各步反应的基本操作和终点的控制。

③ 熟悉氯霉素及其中间体的立体化学。

④ 了解播种结晶法拆分外消旋体的原理，熟悉操作过程。

⑤ 掌握利用旋光仪测定光学异构体含量的方法。

二、实验原理

氯霉素的化学名为 1R,2R-(−)-1-对硝基苯基-2-二氯乙酰氨基-1,3-丙二醇，(1R,2R)-(−)-p-nitrophenyl-2-dichloroacetamido-1,3-propanediol。氯霉素分子中有两个手性碳原子，有四个旋光异构体。化学结构式为：

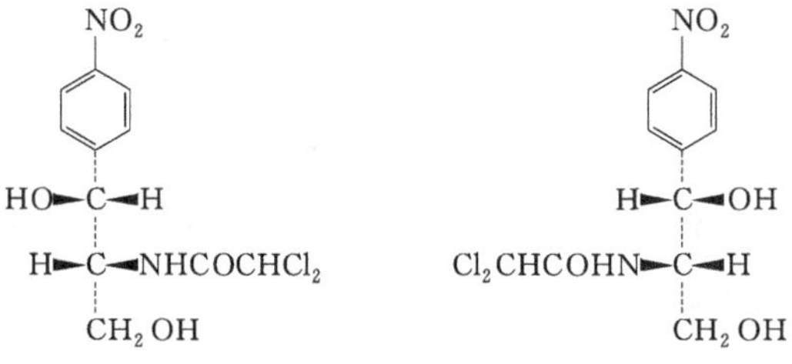

四个异构体结构式

$1R,2R(-)$ 　　$1S,2S(+)$

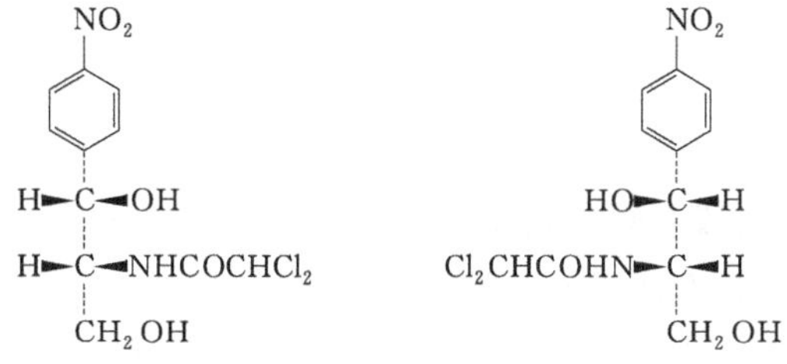

$1S,2R(-)$ 　　$1R,2S(+)$

上面四个异构体中仅 $1R,2R(-)$〔或 D（—）苏阿糖型〕有抗菌活性，为临床使用的氯霉素。

氯霉素为白色至微带黄绿色的针状、长片状结晶或结晶性粉末，味苦。mp.149～153℃。其易溶于甲醇、乙醇、丙酮或丙二醇中，微溶于水。比旋度 $[\alpha]_D^{25}-25.5°$（乙酸乙酯）；$[\alpha]_D^{25}+18.5°\sim+21.5°$（无水乙醇）。

合成路线如下：

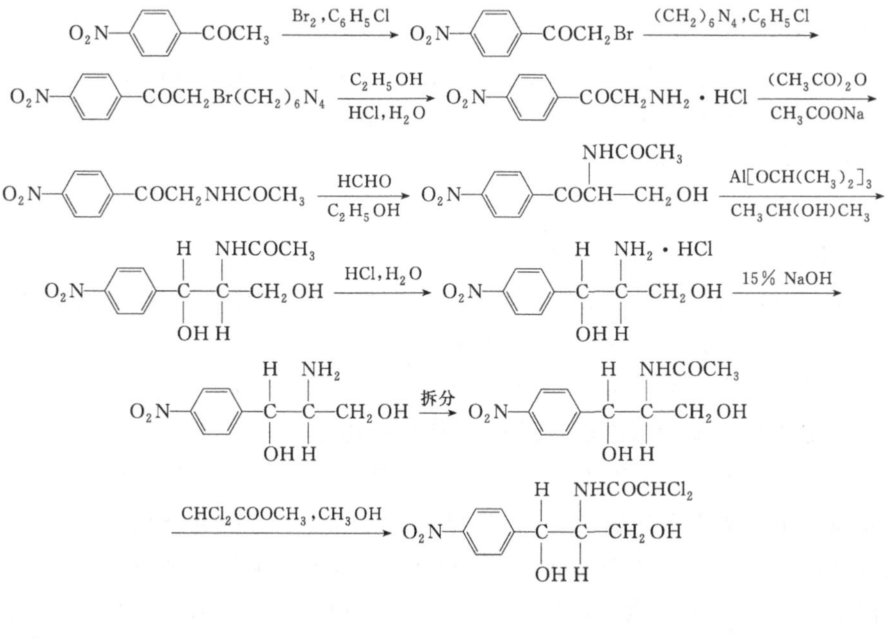

三、实验材料

试剂：对硝基苯乙酮、氯苯、溴、六亚甲基四胺、食盐、浓盐酸、乙醇、乙酸酐、醋酸钠、碳酸氢钠、甲醛、铝片、无水异丙醇、三氯化铝、氢氧化钠、二氯乙酸甲酯、活性炭等。

仪器：温度计、四颈烧瓶、三颈烧瓶、减压抽滤装置、回流冷凝管、旋光仪等。

四、实验步骤

1. 对硝基 α-溴代苯乙酮的制备

在装有搅拌器、温度计、冷凝管、滴液漏斗的 250mL 四颈烧瓶中，加入对硝基苯乙酮 10g、氯苯 75mL，于 25～28℃搅拌使溶解，从滴液漏斗中滴加溴 9.7g。首先滴加溴 2～3 滴，反应液即呈棕红色，10min 内褪成橙色表示反应开始；继续滴加剩余的溴，1～1.5h 加完，继续搅拌 1.5h，反应温度保持在 25～28℃。反应完毕，水泵减压抽去溴化氢约 30min，得对硝基 α-溴代苯乙酮氯苯溶液，备用。

【注意事项】

① 制备氯霉素除以对硝基苯乙酮为原料（对酮法）外，还有成肟法、苯乙烯法、肉桂醇法、溴苯乙烯法以及苯丝氨酸法等。

② 冷凝管口上端装有气体吸收装置，吸收反应中生成的溴化氢。

③ 所用仪器应干燥，试剂均需无水。少量水分将使反应诱导期延长，较多水分甚至导致反应不能进行。

④ 若滴加溴后较长时间不反应，可适当提高温度，但不能超过 50℃，当反应开始后要立即降低到规定温度。

⑤ 滴加溴的速度不宜太快，滴加速度太快及反应温度过高，不仅使溴积聚易逸出，而且还导致二溴化合物的生成。

⑥ 溴化氢应尽可能除去，以免下步消耗六亚甲基四胺。

2. 对硝基 α-溴化苯乙酮六亚甲基四胺盐的制备

在装有搅拌器、温度计的 250mL 三颈瓶中，依次加入上步制备好的对硝基 α-溴代苯乙酮氯苯溶液 20mL，冷却至 15℃以下，在搅拌下加入六亚甲基四胺（乌洛托品）粉末 8.5g，温度控制在 28℃以下，加毕，加热至 35～36℃，保温反应 1h，测定终点。如反应已到终点，继续在 35～36℃反应 20min，即

得对硝基 α-溴代苯乙酮六亚甲基四胺盐（简称成盐物），然后冷至 16～18℃，备用。

【注意事项】

① 此反应需无水条件，所用仪器及原料需经干燥，若有水分带入，易导致产物分解，生成胶状物。

② 反应终点测定：取反应液少许，过滤，取滤液 1mL，加入等量 4％六亚甲基四胺氯仿溶液，温热片刻，如不呈混浊，表示反应已经完全。

③ 对硝基 α-溴代苯乙酮六亚甲基四胺盐在空气中及干燥时极易分解，因此制成的复盐应立即进行下步反应，不宜超过 12h。

④ 复盐成品：熔点（mp.）118～120℃（分解）。

3. 对硝基 α-氨基苯乙酮盐酸盐的制备

在上步制备的成盐物氯苯溶液中加入精制食盐 3g，浓盐酸 17.2mL，冷至 6～12℃，搅拌 3～5min，使成盐物呈颗粒状，待氯苯溶液澄清分层，分出氯苯。立即加入乙醇 37.7mL，搅拌，加热，0.5h 后升温到 32～35℃，保温反应 5h。冷至 5℃以下，过滤，滤饼转移到烧杯中加水 19mL，在 32～36℃搅拌 30min，再冷至 -2℃，过滤，用预冷到 2～3℃的 6mL 乙醇洗涤，抽干，得对硝基 α-氨基苯乙酮盐酸盐（简称水解物），mp.250℃（分解），备用。

【注意事项】

① 对硝基 α-溴代苯乙酮与六亚甲基四胺（乌洛托品）反应生成季铵盐，然后在酸性条件下水解成对硝基 α-氨基苯乙酮盐酸盐。该反应称 Delepine 反应。

② 加入精制食盐在于减小对硝基 α-氨基苯乙酮盐酸盐的溶解度。

③ 成盐物水解要保持足够的酸度，所以与盐酸的物质的量比应在 3 以上。不满足用量不仅导致生成醛等副反应（Sommolet 反应），而且对硝基 α-氨基苯乙酮游离碱本身亦不稳定，可发生双分子缩合，然后在空气中氧化成紫红色吡嗪化合物。此外，为保持水解液有足够酸度，应先加盐酸后加乙醇，以免生成醛等副反应。

④ 温度过高也易发生副反应，增加醛等副产物的生成。

4. 对硝基 α-乙酰氨基苯乙酮的制备

在装有搅拌器、回流冷凝器、温度计和滴液漏斗的 250mL 四颈烧瓶中，放入上步制得的水解物及水 20mL，搅拌均匀后冷至 0～5℃。在搅拌下加入乙酸酐

9mL。另取 40％的醋酸钠溶液 29mL，用滴液漏斗在 30min 内滴入反应液中，滴加时反应温度不超过 15℃。滴毕，升温到 14～15℃，搅拌 1h（反应液始终保持在 pH 3.5～4.5），再补加乙酸酐 1mL，搅拌 10min，测定终点。如反应已完全，立即过滤，滤饼用冰水搅成糊状，过滤，用饱和碳酸氢钠溶液中和至 pH 7.2～7.5，抽滤，再用冰水洗至中性，抽干，得淡黄色结晶（简称乙酰化物），mp. 161～163℃。

【注意事项】

① 该反应需在酸性条件下（pH 3.5～4.5）进行，因此必须先加乙酸酐，后加醋酸钠溶液，次序不能颠倒。

② 反应终点测定：取反应液少许，加入 $NaHCO_3$ 中和至碱性，于 40～45℃温热 30min，不应呈红色。若反应未达终点，可补加适量的乙酸酐和醋酸钠继续酰化。

③ 乙酰化物遇光易变红色，应避光保存。

5. 对硝基 α-乙酰氨基 β-羟基苯丙酮的制备

在装有搅拌器、回流冷凝管、温度计的 250mL 三颈烧瓶中，投入乙酰化物及乙醇 15mL、甲醛 4.3mL，搅拌均匀后用少量 $NaHCO_3$ 饱和溶液调 pH 7.2～7.5。搅拌下缓慢升温，大约 40min 达到 32～35℃，再继续升温至 36～37℃，直到反应完全。迅速冷却至 0℃，过滤，用 25mL 冰水分次洗涤，抽滤，干燥得对硝基 α-乙酰氨基 β-羟基苯丙酮（简称缩合物），mp. 166～167℃。

【注意事项】

① 本反应碱性催化的 pH 不宜太高，pH 7.2～7.5 较适宜。pH 过低反应不易进行，pH 大于 7.8 时有可能与两分子甲醛形成双缩合物。

② 甲醛的用量对反应也有一定影响，如甲醛过量太多，亦有利于双缩合物的形成；用量过少，可导致一分子甲醛与两分子乙酰化物缩合。

为了减少上述副反应，甲醛用量控制在过量 40％左右（物质的量比约为 1：1.4）为宜。

③ 反应温度过高也有双缩合物生成，甚至导致产物脱水形成烯烃。

④ 反应终点测定：用玻璃棒蘸取少许反应液于载玻片上，加水 1 滴稀释后置显微镜下观察，如仅有羟甲基化合物的方晶而找不到乙酰化物的针晶，即为反应终点（约需 3h）。

6. 异丙醇铝的制备

在装有搅拌器、回流冷凝管、温度计的三颈烧瓶中依次投入剪碎的铝片 2.7g、无水异丙醇 63mL 和无水三氯化铝 0.3g。在油浴上回流加热至铝片全部溶解，冷却到室温，备用。

【注意事项】

① 所用仪器、试剂均应干燥无水。

② 回流开始要密切注意反应情况，如反应太剧烈，需撤去油浴，必要时采取适当降温措施。

③ 如果无水异丙醇、无水三氯化铝质量好，铝片剪得较细，反应很快进行，1～2h 即可完成。

7. DL-苏阿糖型-1-对硝基苯基-2-氨基-1,3-丙二醇的制备

在上步制备异丙醇铝的三颈烧瓶中加入无水三氯化铝 1.35g，加热到 44～46℃，搅拌 30min。降温到 30℃，加入缩合物 10g。然后缓慢加热，约 30min 内升温到 58～60℃，继续反应 4h。冷却到 10℃以下，滴加浓盐酸 70mL。滴毕，加热到 70～75℃，水解 2h（最后 0.5h 加入活性炭脱色），趁热过滤，滤液冷至 5℃以下，放置 1h。过滤析出的固体，用少量 20％盐酸（预冷至 5℃以下）8mL 洗涤。然后将固体溶于 12mL 水中，加热至 45℃，滴加 15％ NaOH 溶液到 pH6.5～7.6。过滤，滤液再用 15％ NaOH 调节到 pH 8.4～9.3，冷却至 5℃以下，放置 1h。抽滤，用少量冰水洗涤，干燥，得 DL-苏阿糖型-1-对硝基苯基-2-氨基-1,3-丙二醇（DL-氨基物），mp.143～145℃。

【注意事项】

① 滴加浓盐酸时温度迅速上升，注意控制温度不超过 50℃。滴加浓盐酸促使乙酰化物水解，脱乙酰基，生成 DL-氨基物盐酸盐，反应液中盐酸浓度大致在 20％以上，此时 $Al(OH)_3$ 形成了可溶性的 $AlCl_3$-HCl 复合物，而 DL-氨基物盐酸盐在 50℃以下溶解度小，过滤除去铝盐。

② 用 20% 盐酸洗涤的目的是除去附着在沉淀上的铝盐。

③ 用 15% NaOH 溶液调节反应液到 pH 6.5~7.6，可以使残留的铝盐转变成 $Al(OH)_3$ 絮状沉淀过滤除去。

④ 还原后所得产物除 DL-苏阿糖型异构体外，尚有少量 DL-赤藓糖型异构体存在。由于后者的碱性较前者强，且含量少，在 pH 8.4~9.3 时，DL-苏阿糖型异构体游离析出，而 DL-赤藓糖型异构体仍留在母液中而分离。

8. D-(－)-1-对硝基苯基 α-氨基-1,3-丙二醇的制备

(1) 拆分　在装有搅拌器、温度计的 250mL 三颈烧瓶中投入 DL-氨基物 5.3g、L-氨基物 2.1g、DL-氨基物盐酸盐 16.5g 和蒸馏水 78mL。搅拌，水浴加热，保持温度在 61~63℃ 反应约 20min，使固体全部溶解。然后缓慢自然冷却至 45℃，开始析出结晶。再在 70min 内缓慢冷却至 29~30℃。迅速抽滤，用热蒸馏水（70℃）3mL 洗涤，抽干，干燥，得微黄色结晶（粗 L-氨基物），mp.157~159℃。滤液中再加入 DL-氨基物 4.2g，按上法重复操作，得粗 D-氨基物。

(2) 精制　在 100mL 烧杯中加入 D-氨基物或 L-氨基物 4.5g，1mol/L 稀盐酸 25mL。加热到 30~35℃ 使溶解，加活性炭脱色，趁热过滤。滤液用 15% NaOH 溶液调至 pH 9.3，析出结晶。再在 30~35℃ 保温 10min，抽滤，用蒸馏水洗至中性，抽干，干燥，得白色结晶，mp.160~162℃。

(3) 旋光测定　取本品 2.4g，精密称定，置 100mL 容器中加 1mol/L 盐酸（不需标定）至刻度，按照旋光度测定法测定，应为 （＋)/(－)1.36°~（＋)/(－) 1.40°。

根据旋光度计算：含量(%)＝$(100 \times \alpha)/(2 \times 2.4 \times 29.5) \times 100\%$

式中　α——旋光度；

29.5——换算系数；

2——管长，为 2dm；

2.4——样品的百分浓度。

【注意事项】

① DL-氨基物盐酸盐的制备　在 250mL 烧杯中放置 DL-氨基物 30g，搅拌下加入 20% 盐酸 39mL（浓盐酸 22mL，水 17mL）。加毕，置水浴中加热至完全溶解，放置，自然冷却，当有固体析出时不断缓慢搅拌，以免结块。最后冷至 5℃，放置 1h，过滤，滤饼用 95% 乙醇洗涤，干燥，即得 DL-氨基物盐

酸盐。

② 固体必须全溶，否则结晶提前析出。

③ 严格控制降温速度，仔细观察初析点和全析点，正常情况下初析点为45～47℃。

9. 氯霉素的制备

在装有搅拌器、回流冷凝器、温度计的100mL三颈烧瓶中，加入D-氨基物4.5g、甲醇10mL和二氯乙酸甲酯3mL。在60～65℃搅拌反应1h，随后加入活性炭0.2g，保温脱色3min，趁热过滤，向滤液中滴加蒸馏水（每分钟约1mL的速度滴加）至有少量结晶析出时停止加水，稍停片刻，继续加入剩余蒸馏水（共33mL）。冷至室温，放置30min，抽滤，滤饼用4mL蒸馏水洗涤，抽干，105℃干燥，即得氯霉素，mp.149.5～153℃。

【注意事项】

① 反应必须在无水条件下进行，有水存在时，二氯乙酸甲酯水解成二氯乙酸，与氨基物成盐，影响反应的进行。

② 二氯乙酰化除用二氯乙酸甲酯作为酰化剂外，二氯乙酸酐、二氯乙酸铵、二氯乙酰氯均可作酰化剂，但用二氯乙酸甲酯成本低，酰化收率高。

③ 二氯乙酸甲酯的质量直接影响产品的质量，如有一氯乙酸甲酯或三氯乙酸甲酯存在，同样能与氨基物发生酰化反应，形成的副产物带入产品，致使熔点偏低。

④ 二氯乙酸甲酯的用量略多于理论量，以弥补因少量水分水解的损失，保证反应完全。

10. 结构确证

① 红外吸收光谱法、标准物TLC对照法。

② 核磁共振光谱法。

五、实验结果与讨论

根据结构确证实验结果分析验证所得化合物。

【思考题】

氯霉素的副作用有哪些？

→ **实验二**

氯霉素滴眼液、滴耳剂及软膏剂的制备

一、实验目的

① 掌握常用氯霉素制剂的制备方法。
② 掌握氯霉素软膏的质量检查方法。

二、实验原理

氯霉素是酰胺醇类抗生素，是对革兰阳性菌、革兰阴性菌均有抑制作用的广谱抗生素，主要作用于原核细胞内核糖体50S亚基，阻碍肽链不能向新附着的氨基酸上转移，使肽链延长受到抑制，同时能特异性阻止 mRNA 与核糖体的结合而影响蛋白质合成。局部用于治疗由大肠埃希菌、克雷伯菌、金黄色葡萄球菌、溶血性链球菌和其他敏感菌所致的表皮浅感染。氯霉素滴眼剂用于治疗沙眼、急慢性结膜炎、眼睑缘炎、角膜溃烂、睑腺炎、角膜炎等。氯霉素滴耳液能够治疗敏感菌引起的急性外耳道炎、急性化脓性中耳炎。氯霉素软膏作为油脂性基质软膏，由于其脂溶性大、吸水性差，故不适用于急性且有较多渗出液的患处。在外用时取适量在局部均匀地涂抹。

三、实验材料

试剂：氯霉素、氯化钠、尼泊金甲酯、尼泊金丙酯、无水乙醇、甘油、凡士林、氯化钙、锌粉、甲醇、氯化铁、氯仿、苯甲酰氯等。

仪器设备：水浴锅、紫外光灯、过滤装置、灭菌锅、乳钵、GF$_{254}$ 等。

四、实验步骤

1. 氯霉素滴眼液（Chloramphenicol Eye Drops）

（1）配方　氯霉素 0.25g，氯化钠 0.9g，尼泊金甲酯 0.023g，尼泊金丙酯 0.011g，蒸馏水加至 100mL。

（2）制备　取尼泊金甲酯、尼泊金丙酯，加煮沸蒸馏水溶解，于 60℃时溶入氯霉素和氯化钠，过滤，加蒸馏水至足量，灌装，于 100℃灭菌 30min。

2. 氯霉素滴耳剂的制备

（1）配方　氯霉素 20g，无水乙醇 160mL，甘油加至 1000mL。

（2）制备　称取氯霉素，溶于无水乙醇中，必要时过滤；加甘油至1000mL，混合均匀，分装于灭菌、干燥的容器中，即得。

3. 氯霉素软膏剂的制备

（1）配方　氯霉素2g，凡士林加至100g。

（2）制备　将氯霉素粉置乳钵中，加入等量的熔化的凡士林，研成糊状，分次加入剩余的凡士林，研匀，分装即得。

4. 氯霉素软膏剂的质量检查

（1）外观性状　本品为淡黄色或黄色软膏。

（2）氯霉素软膏的鉴别

① 样品制备：取本品约2g，加入稀乙醇10mL，置水浴微温搅拌，使氯霉素溶解，放冷，过滤，备用。

② 取滤液0.5mL，加1%氯化钙溶液3mL与锌粉50mg置水浴上加热10min，倾取上清液，加苯甲酰氯约0.1mL，立即振摇1min，加氯化铁试液0.5mL与氯仿2mL振摇，水层显紫色。如按同一方法，但不加锌粉实验，应不显色。

③ 取滤液及氯霉素标准品，分别加乙醇制成每1mL中含2.0g的溶液，按照薄层色谱法。取上述两种溶液各10μL，分别点于同一硅胶 GF_{254} 薄板上，以氯仿：甲醇（85∶15）为展开剂展开约10cm晾干，置紫外光灯下检视，供试品溶液所显主斑点的位置应与标准品的斑点相同。

五、实验结果与讨论

描述所制得的药剂的性状，描述氯霉素软膏剂的质量检查结果。

【思考题】

① 氯霉素滴眼液处方中各组分的作用是什么？

② 氯霉素的副作用有哪些？

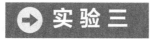

氯霉素眼药水的 HPLC 分析

一、实验目的

① 学习如何用内标法和外标法测定组分的含量。

② 了解高效液相色谱仪的结构及正确使用。

二、实验原理

高效液相色谱是在经典液相色谱的基础上由于引入了气相色谱的理论而发展起来的。以液体作为流动相，根据柱填料不同，可分为吸附色谱、分配色谱、离子交换色谱、凝胶渗透色谱四种高效液相色谱法。本实验采用 ODS 柱进行反相高效液相色谱。通过本实验应掌握内标法、外标法定量的原理、方法及优缺点，并加强高效液相色谱仪的操作技能训练。

内标物可以消除仪器与操作或制备样本时带来的误差，精密称取样品后，加入一定量的内标物，然后制成适当溶液进样分析。根据样品和内标物的重量及其相应的峰面积比，求出某组分的含量。

外标法又称校正法或定量进样法。本法要求能准确地定量进样，配制一系列已知浓度的标准液，在同一操作条件下，按同量注入色谱仪，测量其峰面积（或峰高），作峰面积（或峰高）与浓度的标准曲线。然后在相同条件下，注入等量样品溶液，测量待测组分的峰面积（或峰高），根据标准曲线，计算样品中待测组分的浓度。

氯霉素是抗生素类药物，微溶于水，且具苯环结构，所以可以用反相高效液相色谱法进行分离，并用 UV254nm 进行检测，甲醇-水作流动相。

三、实验材料

仪器：高效液相色谱仪、柱 ODS 柱（15cm×5mm）、电子天平、100mL 容量瓶、10mL 容量瓶等。

试剂：氯霉素标准品、对硝基苯酚、氯霉素眼药水样品、甲醇等。

四、实验步骤

1. 实验条件

高效液相色谱仪：柱 ODS 柱（15cm×5mm）。流动相：内标法甲醇：水为 60：40；外标法甲醇：水为 80：20。

流速：0.7mL/min。波长：254nm。采样时间：5min。进样量：10μL。

2. 标准储备液的制备

（1）1mg/mL 氯霉素标准储备液的配制　精密称取氯霉素 100mg 置 100mL 容量瓶中，以甲醇溶解，并稀释至刻度。

（2）2mg/mL 对硝基苯酚（内标）标准储备液的配制　精密称取对硝基苯

酚约 200mg 置 100mL 容量瓶中，以甲醇溶解，并稀释至刻度。

3. 内标法测定氯霉素的含量

（1）相对校正因子的测定　分别精密吸取对硝基苯酚标准储备液各 2.5mL，置 5 个 10mL 容量瓶中，再分别精密加入氯霉素标准储备液 1mL、2mL、3mL、4mL、5mL，用甲醇稀释至刻度，摇匀。色谱仪基线平稳后，分别进样 0.5μL 得色谱图。测量对硝基苯酚及氯霉素峰面积或峰高，按公式计算相对校正因子：

$$f_{i,内标} = (W_i/A_i)/(W_{内标}/A_{内标})$$

$$或 f_{i,内标} = (W_i/h_i)/(W_{内标}/h_{内标})$$

式中，W_i 为氯霉素重量；$W_{内标}$ 为对硝基苯酚的重量；$A_i(h_i)$ 为氯霉素的峰面积（峰高）；$A_{内标}(h_{内标})$ 为对硝基苯酚的峰面积（峰高）。本实验中，由于峰形较窄，可采用峰高法。

（2）样品含量测定　精密吸取眼药水适量（约相当于氯霉素 5.0mg，标示量为 2.5mg/mL），置 10mL 容量瓶中，并加入对硝基苯酚的储备液 2.5mL，用甲醇稀释至刻度，摇匀，进样 10μL，得色谱图。按下式计算标示量的百分含量。

$$标示量(\%) = (W_i/W) \times 100\% = (h_i/h_{内标}) \cdot (W_{内标}/W_{样}) \cdot f_{i,内标} \times 100\%$$

4. 外标法测定氯霉素的含量

（1）标准曲线的制备　分别吸取氯霉素标准储备液各 1mL、2mL、3mL、4mL、5mL 置 10mL 容量瓶中，用甲醇稀释至刻度，各进样 10μL，以峰高对浓度作图，得标准曲线。

（2）样品测定　精密吸取眼药水适量（约相当于氯霉素 2.5mg）置 10mL 容量瓶中，用甲醇稀释至刻度，摇匀，进样 10μL，得色谱图，根据峰高从标准曲线上查得相应的浓度，并计算标示量的百分含量。

五、实验结果与讨论

根据内标法和外标法实验结果，分别计算氯霉素的含量。

【思考题】

① 怎样选择流动相？水在流动相中有什么作用？

② 如何保证进样的准确性？

③ 内标物应该具备什么条件？

④ 内标法和外标法各有什么特点？

实验四

氯霉素及其他抗生素的药敏试验

一、实验目的

① 掌握药敏试验（K-B 纸片琼脂扩散法）方法、原理及结果判读。

② 掌握抗酸染色方法及结果判定。

二、实验原理

1. 抗菌药物分类

① β-内酰胺类：青霉素类、头孢菌素类、硫霉素类、单酰胺环类、β-内酰胺酶抑制剂。

② 氨基糖苷类：链霉素、庆大霉素、卡那霉素、妥布霉素、丁胺卡那霉素、新霉素、核糖霉素、小诺霉素。

③ 大环内酯类：红霉素、白霉素、乙酰螺旋霉素、麦迪霉素、交沙霉素。

④ 四环素类：四环素、土霉素、金霉素、强力霉素。

⑤ 氯霉素类：氯霉素、甲砜霉素。

2. 抗菌药物敏感试验

（1）抑菌试验　体外测定抗菌药物抑制细菌生长能力的试验。

① 纸片扩散法：K-B 纸片琼脂扩散法原理是将含有定量抗菌药物的纸片贴在已接种测试菌的琼脂平板上。纸片中所含的药物吸取琼脂中的水分溶解后不断地向纸片周围区域扩散形成递减的梯度浓度。在纸片周围抑菌浓度范围内测试菌的生长被抑制，从而形成透明的抑菌圈。抑菌圈的大小反映测试菌对测定药物的敏感程度，并与该药对测试菌的最低抑菌浓度（MIC）呈负相关。

② 稀释法

a. 将被检菌株接种于一组含有不同稀释度抗菌药物的培养基内。

b. 在 37℃下 18～24h 后，抗菌药物能抑制被检菌肉眼可见生长的最低浓度（MIC），即该菌对该抗菌药物的敏感度。

c. 根据 MIC 和常用剂量时该药所能达到的血药浓度来划定细菌对各种药物的敏感度或耐药的界限（break point，折点）。

③ E 试验法（E test）

（2）杀菌实验。

（3）联合药敏试验。

（4）检测细菌所产生的抗生素灭活酶试验。

3. 药物敏感性分级

（1）敏感（S） 表示测试菌能被测定药物常规剂量给药后在体内达到的血药浓度所抑制或杀灭。

（2）中介度（I） 在敏感与耐药之间建立缓冲带，以减少因各种实验条件失控对实验结果的影响。

（3）耐药（R） 表示测试菌不能被测定药物常规剂量给药后在体内达到的血药浓度所抑制。

4. 结核分枝杆菌

（1）形态与染色 菌体细长略弯曲，有的呈分枝，抗酸染色阳性-抗酸杆菌，诱导可变为 L 型。

（2）培养特性 结核分枝杆菌属于专性需氧菌，对营养要求较高，且生长极为缓慢，最适温度为 35～37℃，适宜的 pH 为 6.5～7.2，常用罗氏固体培养基进行培养，在固体培养基上经过 2～4 周后可形成粗糙的菜花样菌落。若在液体培养基进行培养，通常呈表面生长状态，形成菌膜。

（3）抵抗力 三抗：抗干燥、抗酸碱、抗碱性染料。三敏感：湿热敏感、紫外线敏感、70％～75％酒精敏感。

（4）结核分枝杆菌最常发生毒力变异和耐药性变异 长期用药易产生耐药性。

5. 抗酸染色原理

① 分枝杆菌的细胞壁内含有大量的脂质，主要是分枝菌酸，它包围在肽聚糖的外面，所以分枝杆菌一般不易着色，要经过加热和延长染色时间来促使其着色。但分枝杆菌中的分枝菌酸与染料结合后，就很难被酸性脱色剂脱色，故名抗酸染色。

② 齐-尼抗酸染色法是在加热条件下使分枝菌酸与石炭酸复红牢固结合成复合物，用盐酸酒精处理也不脱色。当再加碱性美兰复染后，分枝杆菌仍然为红色，而其他细菌及背景中的物质为蓝色。

三、实验材料

试剂：金黄色葡萄球菌培养液（3 套/桌）、Acid-fast 初染剂（1 瓶/2 人）、3％盐酸酒精等。

仪器：接种用棉棒（1支/人）、MH琼脂平板（1块/人）、各种抗菌纸片（3套/桌）、镊子（1把/人）、结核杆菌涂片（1张/人）、滤纸（1张/人）、酒精灯、油镜等。

四、实验步骤

1. 抗菌素敏感试验

① 用无菌棉棒蘸取金黄色葡萄球菌液。

② 将多余菌液在液面上方管壁内轻轻旋转挤出，在MH琼脂平板整个平面涂三次，每次旋转60°，最后沿平板内缘涂抹一周，以接种均匀。

③ 平板加盖室温干燥3min。

④ 无菌操作，用镊子将药敏纸片贴在涂好菌的平板上，各纸片中心相距至少24mm，纸片距平板内缘应大于15mm。纸片序号对应的药品：1号对应庆大霉素；2号对应红霉素；3号对应万古霉素；4号对应青霉素；5号对应氯霉素。

⑤ 轻压纸片使之紧贴琼脂表面。

⑥ 在37℃下18～24h后测量抑菌圈直径。

2. 抗酸实验

① 初染：用玻片夹夹持涂片标本，滴加石炭酸复红2～3滴，在火焰高处徐徐加热，切勿沸腾，出现蒸汽即暂时离开，若染液蒸发减少，应再加染液，以免干涸，加热5min，待标本冷却后用水冲洗。

② 脱色：用3%盐酸酒精脱色30s～1min，然后用水冲洗。

③ 复染：用碱性美兰溶液复染1min，用水冲洗后用吸水纸吸干。

④ 用油镜观察。

五、实验结果与讨论

1. 抗生素敏感试验结果，如表7-1。

表7-1　不同抗生素抑菌环宽度测量

抗生素种类	测量直径/mm				纸片直径/mm	抑菌环宽度/mm
	1	2	3	平均		
万古霉素						
红霉素						
庆大霉素						
青霉素						
氯霉素						

2. 抗酸染色结果

【思考题】

影响药敏试验结果的主要因素有哪些?

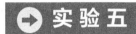

氯霉素对戊巴比妥钠催眠作用的影响

一、实验目的

以戊巴比妥钠催眠时间作为肝药酶体内活性指标,观察氯霉素对戊巴比妥钠催眠作用的影响,从而了解它们对肝药酶的诱导及抑制作用。

二、实验原理

氯霉素为肝药酶抑制剂,能抑制肝药酶活性,导致戊巴比妥钠药理作用增强,即催眠潜伏期缩短,睡眠持续时间延长。

三、实验材料

试剂:生理盐水、0.5%氯霉素溶液、0.5%戊巴比妥钠溶液等。
仪器:天平、鼠笼、秒表、注射器 1mL×4、5 号针头×4 等。
实验动物:小白鼠 8 只,18~22g。

四、实验步骤

① 取小鼠 4 只,随机分为甲、乙两组。甲组小鼠腹腔注射 0.5%氯霉素溶液 0.1mL/10g;乙组小鼠腹腔注射生理盐水 0.1mL/10g。

② 30min 后,给各小鼠腹腔注射 0.5%戊巴比妥钠溶液 0.1mL/10g,观察给药后小鼠的反应。记录给药时间、翻正反射消失和恢复的时间,计算戊巴比妥钠催眠潜伏期及睡眠持续时间。

③ 统计与处理:以全班结果(睡眠持续时间,min)作分组 t 检验,检验用药组与对照组有无显著性差异。

【注意事项】

① 催眠潜伏期为开始给药到动物翻正反射消失的间隔时间,睡眠持续时间

为翻正反射消失至恢复的间隔时间。

② 本实验过程中，室温不宜低于 20℃，否则戊巴比妥钠代谢减慢，使动物不易苏醒。

③ 氯霉素溶液有结晶析出时，可在水浴中加热溶解。

④ 吸取氯霉素溶液的注射器应预先干燥，否则易结晶堵塞针头。

五、实验结果与讨论

观察氯霉素对戊巴比妥钠催眠作用的影响，从而了解它们对肝药酶的诱导及抑制作用。

【思考题】

① 何谓肝药酶诱导剂与抑制剂？

② 试从理论上解释氯霉素对戊巴比妥钠睡眠时间的影响。

项目八

挥发油

实验一

挥发油成分的提取和鉴别

一、实验目的

① 掌握水蒸气蒸馏法从中药材中提取挥发油的原理和操作技术。
② 熟悉陈皮、丁香等药材中挥发油的化学组成和一般鉴别方法。
③ 熟悉挥发油的单向二次薄层色谱方法。

二、实验原理

1. 药物简介

（1）陈皮　为芸香科植物橘 *Citrus reticulata* Blanco 的干燥成熟果皮，性温，味苦、辛；能理气健脾，燥湿化痰。用于胸脘胀满、食少吐泻、咳嗽多痰。橘的栽培变种的果皮亦作陈皮入药；其未成熟果实的外层果皮亦入药，药材称为青皮，能疏肝破气、消积化滞。其化学成分含橙皮苷（图 8-1）、川陈皮素、柠檬烯、α-蒎烯、β-蒎烯、β-水芹烯等。其含挥发油 2% 以上，油中主成分为柠檬烯，含少量邻氨基苯甲酸甲酯、芳樟醇和川陈皮素。陈皮油为淡黄色液体，有气味独特的陈皮香气，相对密度 0.8381～0.8431。

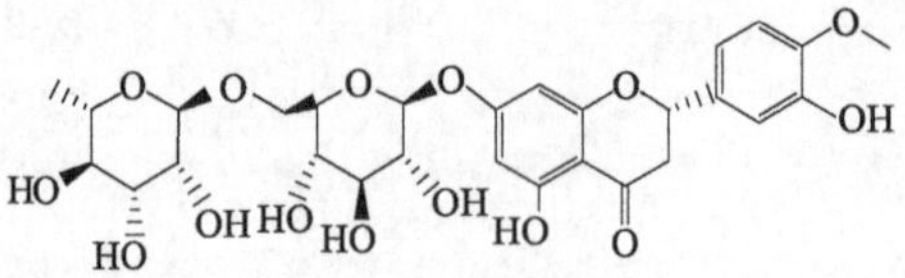

图 8-1　橙皮苷

（2）丁香　为桃金娘科植物丁香 *Eugenia caryophllata* Thunb. 的干燥花蕾，又名丁子香、支解香、雄丁香。其味辛、温，可入胃、脾、肾经，能温中、暖肾、降逆，治呃逆、呕吐、反胃、泻痢、心腹冷痛、疝癖、疝气、癣

图 8-2　丁香油酚

疾。花蕾含挥发油即丁香油。《中国药典》（2020 年版）规定含挥发油不得少于 16％，油中主要为丁香油酚（图 8-2）、乙酰丁香油酚及少量 α-丁香烯与 β-丁香烯；其次为葎草烯、胡椒酚、α-衣兰烯，其中丁香油酚约占总挥发油的 64％～85％。花蕾中尚含有 4 种黄酮衍生物，其中两种为鼠李素及山奈酚；另有齐墩果酸、番樱桃素、番樱桃素亭、异番樱桃素亭等。丁香油为淡黄或澄明油状物，有丁香的特殊香气，置空气中或贮存日久，则渐浓厚而色变棕黄，不溶于水，易溶于醇、醚，相对密度为 1.038～1.060。

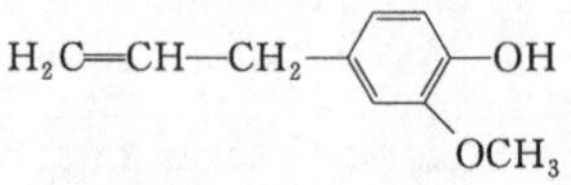

2. 步骤分析

（1）提取　利用挥发油具有挥发性，可随水蒸气同时蒸出来的性质进行提取。油水易分层者，可直接分出油层；油水不易分层者，可用盐析或用低沸点有机溶剂进行萃取得到挥发油。

（2）鉴别　挥发油所含成分复杂，为一混合物。利用挥发油中各种成分具有的特征官能团，用各种特性反应试剂进行化学检识和薄层色谱鉴别。

（3）单项二次薄层色谱　不含氧烃、萜、烯类，极性小于含氧的烃、萜、烯类，单用石油醚（60～90℃）进行薄层色谱，极性大的成分不易展开；再用石油醚与乙酸乙酯的混合溶剂进行薄层色谱，则极性小的成分与极性大的成分能较好地展开。

三、实验材料

仪器：挥发油提取器、电热套、玻璃仪器气流烘干器、电热恒温干燥箱、圆底烧瓶、移液管等。

试剂：陈皮、丁香、三氯化铁、氨性硝酸银、2,4-二硝基苯肼、碱性高锰酸钾、无水乙醇、陈皮油和丁香油对照品、香草醛、浓硫酸、石油醚（60～90℃）、丁香油酚对照品醇液、柠檬烯对照品醇液、乙酸乙酯、硅胶 G、0.4%CMC-Na 等。

 四、实验步骤

1. 提取

（1）丁香油的提取　取丁香三份，每份 20g，分别放入进行挥发油提取的装置圆底烧瓶中，分别加入 50mL、70mL、100mL 的水，浸泡 30min，直火加热共水蒸馏 1.5h。记录挥发油提取量及挥发油颜色，小心分出油层，将油装在小烧瓶中，备用。

（2）陈皮油的提取　取陈皮三份，每份 100g，分别放入进行挥发油提取的装置圆底烧瓶中，分别加入 300mL、400mL、500mL 的水量，浸泡 30min，直火加热共水蒸馏 1.5h。记录挥发油提取量及挥发油颜色，小心分出油层，将油装在小烧瓶中，备用。

2. 鉴别

（1）薄层点滴检识　取适量挥发油样品加 5～10 倍量无水乙醇混匀，分别加入下述①～⑤项试剂，观察并记录实验结果。

① 三氯化铁：检查酚类成分。

② 氨性硝酸银：检查醛基。

③ 2,4-二硝基苯肼：检查醛基、酮基。

④ 碱性高锰酸钾：检查不饱和化合物。

⑤ 香草醛-浓硫酸：105℃烘烤 10min，挥发油中各成分显不同的颜色。

（2）薄层鉴定　吸附剂：硅胶 G 以 0.4%CMC-Na 水液制板，于 105℃下活化 1h。

展开剂：①石油醚（60～90℃）。

② 石油醚-乙酸乙酯（85∶15）

a. 样品　自制丁香油醇液，自制陈皮油醇液。

b. 对照品　丁香油酚对照品醇液、柠檬烯对照品醇液。

c. 显色剂　喷香草醛-浓硫酸溶液。

【注意事项】

① 正确操作挥发油提取装置。

② 油水不易分离时，可采用盐析或低沸点有机溶剂（乙醚、石油醚等）萃取等方法分离挥发油。

③ 挥发油提取过程中，加水量和温度对实验结果的影响较大。

五、实验结果与讨论

① 比较不同加水量对药材中挥发油提取量的影响，通过实验确定最佳溶剂用量。

② 详细记录丁香油和陈皮油薄层点滴检识结果于表 8-1。

③ 绘制丁香油和陈皮油色谱图，并计算保留因子（R_f）值。

④ 总结实验过程中遇到的问题和解决方法。

表 8-1　薄层点滴鉴别实验结果

	样品丁香油	丁香油对照品	样品陈皮油	陈皮油对照品	空白试剂
1					
2					
3					
4					
5					

【思考题】

挥发油提取过程中应注意哪些影响因素？

→ 实 验 二

薄荷油-吐温 20-水三元增溶相图的绘制

一、实验目的

通过绘制薄荷油-吐温 20-水三元增溶相图，掌握增溶相图的制作方法和应用。

二、实验原理

一些在水中溶解小的药物，欲配成水溶液，往往可以通过添加增溶剂，如吐温 20、吐温 80 等，增加其溶解度而制得符合治疗需要浓度的制剂。一些含挥发油的制剂，如大蒜素注射液、治疗假性近视的眼药水（含薄荷油等），因挥发油在水中溶解度小，不能制成治疗需要浓度的澄清溶液，一般都需添加足量的增溶剂才能形成澄清溶液，但有时这种澄清溶液用水稀释仍然可能再次析出油而使溶液变浑浊。这是油、增溶剂和水三者组成改变之故。如果增溶剂配合得当，用水稀释可一直保持澄清。这在临床用药上是有现实意义的，可通过增溶相图的研究来解决。

一定量的薄荷油要配成澄清水溶液，如直接将油加入水中振摇，因油的溶解度小，溶液浑浊不能制得澄清溶液。若逐渐加入吐温 20 并振摇，则溶液由浑浊逐渐变为澄清，形成单相的均匀溶液，此溶液由薄荷油、吐温 20 和水三组分组成。在一定温度下，三者组成的变化关系可以用一等边三角形来表示，即薄荷油-吐温 20-水的三元相图（图 8-3）。将薄荷油与吐温 20 按不同比例混合，加水稀释，记下溶液开始浑浊时，薄荷油、吐温 20 及水的组成，在三元相图上找出相应的点，将这些点连接起来，则可绘制成增溶曲线。

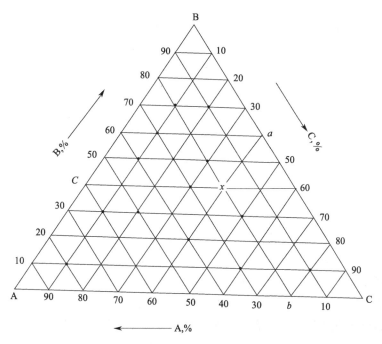

图 8-3　薄荷油-吐温 20-水三元相图
A—薄荷油；B—吐温 20；C—水

图 8-3 中等边三角形的三个顶点分别代表吐温 20、薄荷油和水的纯组成，即 A 点为 100％薄荷油、B 点 100％吐温 20、C 点为 100％水。将三角形每边分成 100 等份，AB 线上的点代表吐温 20 和薄荷油二组分的组成。同样，AC 和 BC

线上的点则分别代表薄荷油和水及水和吐温20所成的二组分的组成。三角形内各点都代表薄荷油、吐温20和水三组分体系的组成。

三、实验材料

仪器：电子天平、过滤装置、25mL烧杯、玻璃棒、滴管、研钵等。

试剂：薄荷油、吐温20、滑石粉、聚山梨酯-80、乙醇等。

四、实验步骤

1. 薄荷油-吐温20-水增溶相图的绘制

取25mL烧杯，先称得重量，加入吐温20，再小心加入薄荷油，搅匀，此时为澄清液体。用滴管滴加蒸馏水，每加一滴，用玻璃棒充分搅匀，继续滴加蒸馏水，直至液体刚从澄清变成浑浊，称重并记录滴入水的重量W_1。向此浑浊的液体中继续小心滴加蒸馏水，此时浑浊程度加大，但有时也会从浑浊变为澄清，记下刚变为澄清时所加的水重W_2（W_2包括W_1在内）。再继续滴加蒸馏水，如又出现浑浊即记下水重W_3，如不再出现澄清就停止加水。

2. 薄荷水的制备（100mL/组）

（1）配方

试剂	I	II	III
薄荷油/mL	0.2	0.2	0.2
滑石粉/g	1.5	—	—
聚山梨酯-80/g	—	1.2	2
90%乙醇/mL	—	—	60
蒸馏水加至/mL	100	100	100

（2）操作

① 配方I用分散溶解法：取薄荷油，加滑石粉，在研钵中研匀，移至细口瓶中，加入蒸馏水，加盖，振摇10min后，反复过滤至滤液澄明，再由滤器上加适量蒸馏水，使成100mL，即得。

② 配方II用增溶法：取薄荷油，加吐温20搅匀，加入蒸馏水充分搅拌溶解，过滤至滤液澄明，再由滤器上加适量蒸馏水，使成100mL，即得。

③ 配方III用增溶-复溶剂法：取薄荷油，加吐温20搅匀，在搅拌下，缓慢加入90%乙醇及适量蒸馏水溶解，过滤至滤液澄明，再由滤器上加适量蒸馏水，使成100mL，即得。

【注意事项】

① 本品为薄荷水的饱和水溶液（约0.05%mL/mL），处方用量为溶解量的

4 倍，配制时不能完全溶解。

② 滑石粉等分散剂，应与薄荷油充分研匀，有利于发挥作用，加速溶解过程。所用滑石粉不宜过细，以免影响成品的澄明度。

③ 吐温 20 为增溶剂，应先与薄荷油充分搅匀，再加水溶解，有利于发挥增溶作用，加速溶解过程。

五、实验结果与讨论

根据实验数据计算各组分的组成并绘制三元相图。

【思考题】

根据相图回答下列问题。

① 配制 5％薄荷油澄清水溶液 100mL，至少应加多少吐温 20？需加多少吐温 20 才不致因加水稀释而变浑浊？

② 薄荷油和吐温 20 在什么比例范围内可无限稀释而不浑浊？

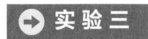

实验三

薄荷油 *β*-环糊精包合物的制备和检查

一、实验目的

① 掌握饱和水溶液法制备包合物的工艺和包合物形成的验证方法。
② 熟悉 *β*-环糊精的性质及包合物的其他制备方法。
③ 了解 *β*-环糊精包合物的应用。

二、实验原理

薄荷是一种广泛用于医药和烹调的植物。薄荷油是一种从新鲜的薄荷茎叶中用水蒸气蒸馏出挥发油后，再经过冷冻和除去部分薄荷脑之后所得到的油。薄荷叶中含有 0.1％～1.0％的挥发油，其最主要的组分是薄荷脑。《中国药典》规定薄荷油应符合下列标准：含酯量，按乙酸薄荷酯计算，不得少于 2.0％（质量分数）和不得大于 6.5％（质量分数）；总醇量，按薄荷脑计算，不得少于 50％。薄荷油是一种祛风药、芳香剂和调味料。用于皮肤黏膜能产生清凉的感觉，可以减轻不适和疼痛。薄荷油通常在西方国家用于治疗各种消化不适，可以缓解消化道痉挛。薄荷油可以制成各种剂型，例如肠衣制剂、口含片、芳香水剂、软膏和微囊。含有挥发性物质的固体应该有适当的保护措施，以免由于受热和长期储存遭受损失。环糊精包合物技术可以用于固化挥发性物质。

环糊精是一种新型的水溶性包合材料，是淀粉经酶解得到的一种产物。这些分子中有 6～13 个葡萄糖分子以 α-1,4 糖苷键连接而成的环筒状结构的低聚糖化合物，其分子结构中具有一定大小的空穴，有环筒内疏水、环筒外亲水的特性。环糊精包合物是指借助分子间的作用力（包括静电引力、氢键、偶极子间引力等），药物分子包含或嵌入环糊精的筒状结构内形成的超微粒分散物。形成的包合物服用后在体内经渗透、扩散、竞争性置换等作用释放出药物分子而发挥药效。β-环糊精由于其分子的空间结构和便宜的价格在药学有重要的实际意义。在包合物中的难溶性疏水分子的溶解度可以得到提高。因此，其溶出速率也能提高。环糊精包合能将一种液体物质转变成一种固体复合物并且固定芳香物质和挥发性物质。

环糊精包合物制备方法很多，有饱和水溶液法、研磨法、喷雾干燥法、冷冻干燥法等，可根据环糊精和药物的性质，结合实际生产条件加以选用。

药物制成包合物后可增加药物的稳定性，增加难溶性药物的溶解度与溶出速率，提高药物的生物利用度，掩盖药物的不良气味，降低药物的刺激性，还可使液体药物粉末化以便制成制剂，有些包合物还可作为缓释制剂和靶向制剂的药物载体。

三、实验材料

仪器：具塞锥形瓶、恒温搅拌器、过滤装置、层析杠、差示热分析仪、挥发油提取器、硅胶 G 薄层板、圆底烧瓶等。

试剂：β-环糊精、薄荷油、无水乙醇、石油醚、乙酸乙酯、1%香草醛硫酸液等。

四、实验步骤

1. 薄荷油环糊精包合物

（1）配方　β-环糊精 4g、薄荷油 1mL、蒸馏水 50mL。

（2）制法　称取 β-环糊精 4g，置 100mL 具塞锥形瓶中，加入蒸馏水 50mL，加热溶解，降温至 50℃，精密滴加薄荷油 1mL，恒温搅拌 2.5h。冷藏 24h，待沉淀完全后过滤。用无水乙醇 5mL 分 3 次洗涤沉淀，至沉淀表面近无油渍，将包合物置干燥器中干燥，即得。

2. 质量要求

（1）性状　包合物为白色干燥粉末，无明显的薄荷油气味。

（2）检查

① 薄层色谱分析　取薄荷油 β-环糊精包合物 0.5g，加入 95％乙醇 2mL，振摇后过滤，滤液为样品 a；另取薄荷油 2 滴，加入 95％乙醇 2mL 混合溶解，得样品 b。分别吸取样品 a、b 液各约 10μL，点于同一硅胶 G 薄层板上，以石油醚：乙酸乙酯（85：15）为展开剂上行展开。取出晾干后喷以 1％香草醛硫酸液，105℃烘至斑点清晰。样品 a 中未显现出薄荷油中相应的斑点。

② 差示热分析　薄荷油为样品 a，β-环糊精为样品 b，包合物为样品 c，薄荷油与 β-环糊精的混合物（按包合物中的比例称取后混合）为样品 d。将上述 4 个样品进行差示热分析，a-Al_2O_3 为参比物，量程为 ±100mV，升温速度为 8℃/min。比较各样品差热图中的相变温度。

（3）包合率的测定　取包合物 3g，置 250mL 圆底烧瓶中加水 150mL，用挥发油提取器提取挥发油，测 β-环糊精的包合率（参见《中国药典》附录中的挥发油测定法）。

【注意事项】

① β-环糊精分子结构中的环筒内径大小适宜，且已形成工业化生产规模，因此 β-环糊精常用作包合药物的主分子。对 β-环糊精进行结构修饰后，可以制备多种不同性质的 β-环糊精衍生物，以它们为主分子，可以制得不同理化性质与生物特性的包合物，从而扩大包合物应用范围。

② 薄荷油制成包合物后，可减少贮存中油的散失，即在一定温度下将 β-环糊精加适量水制成饱和水溶液，与客分子药物搅拌混合一定时间后，通过适宜的方法，使包合物沉淀析出，过滤即得。实验中包合温度、主客分子配比、搅拌时间等因素都会影响包合率，应按实验内容的要求进行操作。难溶于水的药物也可用少量有机溶剂如乙醇、异丙酮等溶解后加入。通过冷藏，可使 β-环糊精包合物溶解度下降而析出沉淀。

③ 验证环糊精包合物形成的方法除薄层色谱法、差示热分析法外，还有 X-射线衍射法、电镜扫描法、紫外可见分光光度法、红外分光光度法、核磁共振法等。

五、实验结果与讨论

计算薄荷油 β-环糊精包合物的包合率。

【思考题】

① 制备包合物的关键是什么？

② 本实验为什么选用 β-环糊精为主分子？它有什么特点？

③ 除饱和水溶液法外，制备包合物的方法还有哪些？

④ 试举例说明包合物在药物制剂中的应用。

实验四

挥发油微型胶囊的制备

一、实验目的

① 掌握复凝聚法制备微型胶囊的工艺及影响微囊形成的因素。

② 通过实验进一步理解复凝聚法制备微型胶囊的原理。

二、实验原理

微型胶囊（简称微囊）系利用天然、半合成高分子材料（通称囊材）将固体或液体药物（通称囊心物）包裹而成的微小胶囊。它的直径一般为 $5\sim400\mu m$。

微囊的制备方法很多，可分为物理化学法、化学法以及物理机械法。可按囊心物、囊材的性质、设备和微囊的大小等选用适宜的制备方法。在实验室中制备微囊常选用物理化学法中的凝聚法。凝聚法又分为单凝聚法和复凝聚法，后者常用明胶、阿拉伯胶为囊材。制备微囊的原理如下：明胶为蛋白质，在水溶液中，分子链上含有—NH_2 和—$COOH$ 及其相应解离基团—NH_3^+ 与—COO^-，但含有—NH_3^+ 与—COO^- 离子多少，受介质 pH 的影响，当 pH 低于明胶的等电点时，—NH_3^+ 数目多于—COO^-，溶液带正电荷；当溶液 pH 高于明胶等电点时，—COO^- 数目多于—NH_3^+，溶液带负电荷。明胶溶液在 pH4.0 左右时，其正电荷最多。阿拉伯胶为多聚糖，在水溶液中，分子链上含有—$COOH$ 和—COO^-，具有负电荷。因此在明胶与阿拉伯胶混合的水溶液中，调节 pH 约为4.0 时，明胶和阿拉伯胶因电荷相反而中和形成复合物，其溶解度降低，自体系中凝聚成囊析出。再加入固化剂甲醛，甲醛与明胶产生醛胺缩合反应，明胶分子交联成网状结构，保持微囊的形状，成为不可逆的微囊；加 2%NaOH 调节介质

pH8～9，有利于醛胺缩合反应进行完全，其反应表示如下：

$$R{-}NH_2+H_2N{-}R+HCHO \xrightarrow{\text{pH8}\sim9} R{-}NH{-}CH_2{-}HN{-}R+H_2O$$

 ### 三、实验材料

仪器：恒温搅拌器、过滤装置、水浴锅、抽滤装置、组织捣碎机、显微镜、烧杯、玻璃棒、载玻片等。

试剂：植物油、阿拉伯胶、明胶、37％甲醛溶液、10％醋酸溶液、20％氢氧化钠溶液。

四、实验步骤

下面介绍复凝聚法制备液体石蜡微囊。

1. 配方

植物油 1.0g、阿拉伯胶 2.5g、明胶 2.5g、37％甲醛溶液 1.25mL、10％醋酸溶液适量、20％NaOH 溶液适量、蒸馏水适量。

2. 制备

（1）明胶溶液的配制　称取明胶 2.5g，用适量蒸馏水浸泡溶胀后，加热溶解，加蒸馏水至 50mL，搅匀，在 50℃保温备用。

（2）阿拉伯胶溶液的配制　取蒸馏水 80mL 置小烧杯中，加阿拉伯胶粉末 2.5g，加热至 80℃左右，轻轻搅拌使溶解，加蒸馏水至 50mL。

（3）乳剂的制备　取植物油 1.0g 与 5％阿拉伯胶溶液 50mL 置组织捣碎机中，乳化 10s，即得乳剂。

（4）乳剂镜检　取乳剂一滴，置载玻片上镜检，绘制乳剂形态图。

（5）混合　将乳剂转入 1000mL 烧杯中，置 50～55℃水浴上加 5％明胶溶液 50mL，轻轻搅拌使混合均匀。

（6）微囊的制备　在不断搅拌下，滴加 10％醋酸溶液于混合液中，调节 pH 至 3.8～4.0（广泛试纸）。

（7）微囊的固化　在不断搅拌下，将约 30℃蒸馏水 400mL 加至微囊液中，将含微囊液的烧杯自 50～55℃水浴中取下，不停搅拌，自然冷却，待温度为 32～35℃时，加入冰块，继续搅拌至 10℃以下，加入 37％甲醛溶液 1.25mL（用蒸馏水稀释一倍），搅拌 15min，再用 20％NaOH 溶液调其 pH8～9，继续搅拌 20min，观察至析出为止，静置待微囊沉降。

（8）镜检　显微镜下观察微囊的形态并绘制微囊形态图，记录微囊的大小（最大粒径和最多粒径）。

(9) 过滤（或甩干）　待微囊沉降完全，倾去上清液，过滤（或甩干），微囊用蒸馏水洗至无甲醛味，抽干，即得。

【注意事项】

复凝聚法制备微囊时，用 10％醋酸溶液调节 pH 是操作关键。因此，调节 pH 时一定要把溶液搅拌均匀，使整个溶液的 pH 为 3.8～4.0。

制备微囊的过程中，始终伴随搅拌，但搅拌速度以产生泡沫最少为度，必要时加入几滴戊醇或辛醇消泡，可提高收率。

固化前勿停止搅拌，以免微囊粘连成团。

五、实验结果与讨论

① 绘制乳剂和微囊的显微镜下形态图，并说明两者之间的差别。

② 记录微囊的直径（最大粒径和最多粒径）。

【思考题】

① 影响复凝聚法制备微囊的关键因素是什么？

② 在操作时应如何控制以使微囊形状好、收率高？

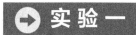

胰岛素的提取

一、实验目的

① 了解胰岛素的作用与性质。

② 掌握胰脏中提取胰岛素的工艺过程。

③ 通过熟悉胰岛素的粗提纯，培养学生生物分离手段应用的能力。

二、实验原理

胰岛素是由胰脏内的胰岛 B 细胞受内源性或外源性物质如葡萄糖、乳糖、核糖、精氨酸、胰高血糖素等的刺激而分泌的一种蛋白质激素。胰岛素是机体内唯一降低血糖的激素，同时促进糖原、脂肪、蛋白质合成。外源性胰岛素主要用来治疗糖尿病。第一代胰岛素是动物胰岛素，从猪和牛胰脏中提取，二者药效基本相同。第二代胰岛素是人胰岛素，通过基因工程（重组 DNA）酵母或重组中国仓鼠卵巢细胞（CHO）表达出高纯度的合成人胰岛素，其结构和人体自身分泌的胰岛素一样。第三代胰岛素是胰岛素类似物，在对人胰岛素结构和成分的深入研究中发现，对肽链进行修饰：利用基因工程技术，改变胰岛素肽链上某些部位的氨基酸组合；改变等电点；增加六聚体强度；以钴离子替代锌离子；在分子中增加脂肪酸链，加大与白蛋白的结合，均有可能改变其理化和生物学特征，从而可研制出更适合人体生理需要的胰岛素类似物。

三、实验材料

仪器：冰箱、组织捣碎机（绞肉机）、电子天平、大转头低温离心机、蒸发浓缩仪、真空干燥箱、密度计、水浴加热锅、制冰机、剪刀、1000mL 烧杯、量筒、温度计、玻璃棒、滴管、纱布、漏斗、滤纸、pH 试纸（酸、碱）、注射器等。

试剂：硫酸、乙醇、浓氨水、氯化钠、草酸、丙酮等。

实验器官与组织：猪胰或牛胰。

四、实验步骤

1. 材料预处理

胰脏最好采用−30℃速冻法，贮存在−20℃环境下，保存不超过 8 个月。将猪胰除去结缔组织等杂质，绞碎成胰浆。

2. 提取

称一定重量（200g）胰浆置烧杯中，加入 2.3～2.6 倍量 86%～88% 的乙醇和草酸，草酸为冻胰脏的 5%（先将草酸溶于事先配制好的乙醇中，pH 应为 2.5～3.0，醇含量为 70% 左右）。在温度为 10～15℃下以 60r/min 搅拌提取 3h，离心（三层纱布过滤），残渣再用上述方法提取一次，离心（纱布过滤 2 次），合并二次浸出液。

3. 碱化、酸化

提取液在不断搅拌下（35r/min）加入浓氨水，调 pH 达 8.0～8.4（液温 10～15℃），立即进行过滤，除去碱性蛋白质（可离心），于澄清的滤液中迅速加入 10% 硫酸使 pH 调至 3.6～3.8。在 5℃ 静置 6h 以上，使酸性杂蛋白沉降。

4. 减压浓缩

吸取上清液，下层沉淀用纱布过滤，滤液并入上清液，上清液在 30℃ 以下减压蒸去乙醇，浓缩至浓缩液相对密度为 1.04～1.06（约为原体积的 1/9～1/10）为止。冷凝器中的冷却水应在−15℃ 以下。在这步操作中，主要是用来缩小溶液的体积，浓缩至一定的浓度以便于下步的盐析操作。

5. 去脂、盐析

脂肪加热溶解，密度小，浮在上层液，迅速冷却将其去除。将浓缩液在

5min 之内加温至 50℃，立即用冰（盐）水降温至 5℃，放置 3～4h，分离出下层清液（上层脂肪可回收胰岛素），调 pH 达 2.3～2.5。在 20～25℃ 搅拌加入 27％（g/mL）固体氯化钠，使全部溶解，保温静置 2～4h，析出沉淀。

6. 洗涤、干燥

用滤纸收集沉淀，再用丙酮洗涤数次（除去剩余的脂肪和水），30℃ 以下真空干燥 5～10h 得粗制品，称重。

【注意事项】

① 提取步骤时的 pH 为 2.5～3.0，胰岛素在酸性条件下稳定。

② 提取时，乙醇含量为 70％ 左右，在此浓度下，胰岛素溶解度比较大，过高会使胰岛素变性。

③ 提取温度为 10～15℃，低温可保持胰岛素活性。

④ 去除杂碱性蛋白后应立即调溶液的 pH 至酸性，在碱性条件下，胰岛素会失去活性，综合考虑去除杂蛋白的因素，故应立即调至酸性。

五、实验结果与讨论

称重并反思实验操作过程中存在的问题。

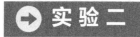

胰岛素的过量反应及其解救

一、实验目的

观察掌握胰岛素过量导致低血糖反应及解救方法，验证胰岛素对血糖的影响。

二、实验原理

胰岛素是由胰岛 B 细胞分泌的一种蛋白质激素，其主要生理功能是调节糖代谢。给小白鼠注射大量胰岛素之后，可导致其血糖降低，引起低血糖性休克，产生精神不安、惊厥等现象。

三、实验材料

仪器：普通天平或电子秤、1mL 注射器、大烧杯、小鼠笼等。

试剂：酸性生理盐水、50%葡萄糖注射液、2U/mL 胰岛素溶液等。

实验动物：小鼠。

四、实验步骤

① 取小鼠 9 只，每组 3 只，分为甲、乙、丙三组并进行标记，称重，甲、乙为实验组，丙为对照组。

② 给甲、乙实验组腹腔注射 2U/mL 胰岛素溶液 0.1mL/10g，给对照组注射酸性生理盐水 0.1mL/10g。

③ 将三组小鼠都放在 30～37℃环境中，记下时间，注意观察并比较两组小鼠的神态、姿势及活动情况。当实验组小鼠出现明显反应时，给甲组注射 50%葡萄糖注射液 0.1mL/10g 进行解救，乙组不进行解救处理。

④ 比较甲、乙、丙三组小鼠的活动情况，进行记录并分析结果。

【注意事项】

① 小鼠在实验前 18～24h 应禁食。

② 酸性生理盐水配制：将 10mL0.1mol/LHCl 加入 300mL 生理盐水中，调节其 pH 在 2.5～3.5 范围内。

③ 2U/mL 胰岛素溶液配制：宜使用普通胰岛素，因普通胰岛素显效快、实验现象明显；并应使用酸性生理盐水进行稀释至所需浓度，因胰岛素在酸性环境下才有效应。

④ 实验温度：夏季可为室温，冬季最好将注射胰岛素的小鼠放在 30～37℃环境中，因温度过低，反应出现较慢。

五、实验结果与讨论

将上述结果记录并分析。

【思考题】

胰岛素的药理作用和临床用途有哪些？胰岛素过量会引起什么不良反应？如何抢救？

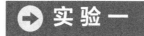

项目十

天然药物

实验一

芦丁的提取精制与鉴定

一、实验目的

① 通过芦丁的提取与精制掌握酸碱法提取黄酮类化合物的原理及操作。

② 通过芦丁的结构检识，了解苷类结构研究的一般程序和方法。

二、实验原理

芦丁亦称芸香苷，在植物界广泛存在，其中以槐花米、荞麦叶、蒲公英和烟叶中含量较多，可作为提取芦丁的原料。芦丁为淡黄色细小针状结晶，含三个结晶水，熔点为177～178℃。芦丁溶于热水（1∶200），难溶于冷水（1∶8000），溶于热甲醇（1∶7）、冷甲醇（1∶100）、热乙醇（1∶30）、冷乙醇（1∶300），难溶于乙酸乙酯、丙酮，不溶于苯、三氯甲烷、乙醚及石油醚等溶剂。

芦丁为黄酮苷，分子中具有酚羟基，显酸性，可溶于稀碱液中，在酸液中沉淀析出，可利用此性质进行提取分离。利用芦丁易溶于热水、热乙醇，较难溶于冷水、冷乙醇的性质选择重结晶方法进行精制。

三、实验材料

仪器：研钵、广泛试纸、四层纱布、滤纸、漏斗、移液管、洗耳球、温控烘箱、烧杯等。

试剂：石灰粉、浓盐酸、镁粉、10% α-萘酚乙醇溶液、浓硫酸、乙醇、2%二氯氧化锆甲醇溶液、2%枸橼酸甲醇溶液、槐花米等。

四、实验步骤

1. 芦丁的提取精制

称取槐花米10g，置于干燥的研钵中挤压成粗粉。称取0.5～1g的石灰粉，置于干净的研钵中，加入5mL水后研成石灰乳备用。将槐花米粗粉置于250mL烧杯，加蒸馏水100～150mL，煮沸，在搅拌下加入石灰乳至pH8～9，在此条件下微沸20～30min，过滤。在60～70℃下，用浓盐酸调滤液至pH4～5，搅匀，静置1～2h，过滤。沉淀用蒸馏水洗2～3次至中性，抽干，在60℃下干燥得芦丁粗品。

称定芦丁粗品重量，按1∶200的比例悬浮于蒸馏水中，煮沸10～15min，趁热过滤，冷却滤液，充分静置过夜析出结晶。抽滤，60～70℃下干燥得精制芦丁。称重，计算收率。

2. 芦丁的鉴定

取芦丁适量，加乙醇使溶解，分成三份供下述试验用。

① 盐酸镁粉试验：取样品液适量，加2滴浓盐酸，再加少许镁粉，即产生剧烈的反应，并逐渐出现红色至深红色。

② 锆-枸橼酸试验：取样品液适量，然后加2%二氯氧化锆的甲醇溶液，注意观察颜色变化，再加入2%枸橼酸的甲醇溶液，并详细记录颜色变化。

③ α-萘酚-浓硫酸反应：取样品液适量，加等体积的10% α-萘酚乙醇溶液，摇匀，沿管壁缓缓加入浓硫酸，注意观察两液界面的颜色。

【注意事项】

① 用石灰乳调节芦丁提取溶液的pH，既可以达到碱提取芦丁的目的，还可以除去槐花米中含有的大量黏液质。但钙离子浓度及pH均不宜过高，否则多余的钙能与芦丁形成螯合物沉淀，同时黄酮母核在强碱性条件下易被破坏。

② 用HCl调pH时，应注意pH不要过低，因为pH过低（pH为2以下）会使芦丁形成镁盐而使已形成的沉淀重新溶解，同时黄酮母核也会在强碱性条件

下被破坏，导致收率下降。

五、实验结果与讨论

记录实验主要步骤与实验现象，计算芦丁的收率，判断芦丁的鉴定结果。

【思考题】

除了本实验方法外，你能否根据芦丁的性质设计自槐花米中提取芦丁的另一种方法，并说明实验原理。

➜ 实 验 二

精制芦丁的含量测定

一、实验目的

① 熟悉紫外可见分光光度计的构造和使用方法。
② 掌握标准曲线法测定原料药含量的方法。

二、实验原理

多数黄酮类化合物有较明显的紫外线吸收，在甲醇溶液中由两个主要吸收带组成。带Ⅰ在300~400nm区间，由B环桂皮酰基系统引起，主要反应B环取代情况；带Ⅱ在240~285nm区间，由A环苯甲酰基系统引起，主要反应A环取代情况（图10-1）。可以选择360nm或276nm作为可见光分光光度计法测定芦丁含量的测定波长。

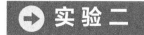

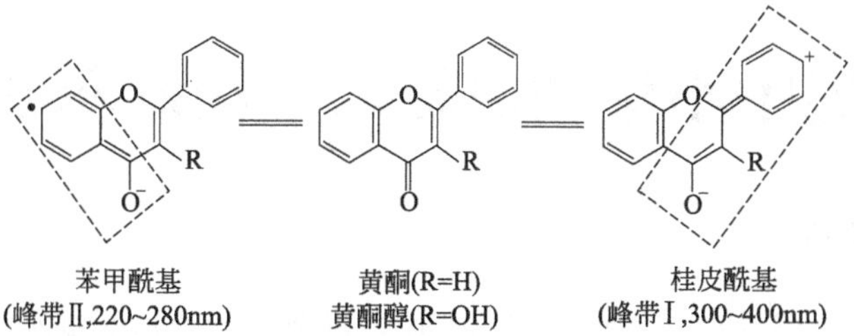

苯甲酰基　　　　　　黄酮(R=H)　　　　　桂皮酰基
(峰带Ⅱ,220~280nm)　黄酮醇(R=OH)　　　(峰带Ⅰ,300~400nm)

图 10-1　黄酮类化合物甲醇溶液紫外吸收带

三、实验材料

仪器：可见光分光光度计、电子天平、100mL 容量瓶、10mL 容量瓶、比色皿、移液管等。

试剂：精制芦丁、芦丁对照品、甲醇等。

四、实验步骤

1. 标准曲线的绘制

精密称取芦丁 5.00mg，置于 100mL 容量瓶中，加甲醇定容，摇匀，精密吸取 1.0mL、2.0mL、3.0mL、4.0mL、5.0mL 分别置于 10mL 容量瓶中，加甲醇稀释至刻度，摇匀，以甲醇为空白对照，于 360nm 处测定吸光度，并绘出标准曲线。

2. 精制芦丁的含量测定

精密称取芦丁原料药 5.00mg，置于 100mL 容量瓶中，加甲醇定容，摇匀，精密平行吸取两份 3.0mL 分别置于 10mL 容量瓶中，加甲醇稀释至刻度，摇匀即得供试液。取供试液于 360nm 处测定吸光度，由标准曲线计算出供试液中芦丁含量。

五、实验结果与讨论

绘制标准曲线并计算精制芦丁含量。

【思考题】

黄酮类药物的紫外光谱实验中为什么选择甲醇作为测定溶剂？

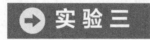

实验三

黄连中小檗碱的提取、精制和鉴定

一、实验目的

① 掌握小檗碱的结构特点和理化性质，以及一般的提取精制方法。

② 掌握旋转蒸发仪的使用方法。

③ 熟悉盐酸小檗碱的色谱鉴定和定性鉴定方法。

二、实验原理

黄连系毛茛科黄连属植物黄连的干燥根茎。黄连具有清热燥湿、清心除烦、泻火解毒的功效。黄连的有效成分主要是生物碱，已分离出的主要生物碱有小檗碱、掌叶防己碱、黄连碱等。小檗碱有很强的抗菌作用，已广泛地应用于临床。

小檗碱为黄色针状结晶，mp. 为154℃，游离的小檗碱能缓缓溶于水（1∶20）及乙醇（1∶100），易溶于热水及热醇，难溶于乙醚、石油醚、苯、三氯甲烷等有机溶剂。其盐在水中溶解度很小，尤其是盐酸盐，盐酸盐为1∶500，枸橼酸盐1∶125，酸性硫酸盐1∶100，硫酸盐1∶30，但在热水中都比较容易溶解。小檗碱常以季铵碱形式存在，碱性强（$pK_a=11.53$），能溶于水中，其水溶液有三种互变形式（图10-2）。

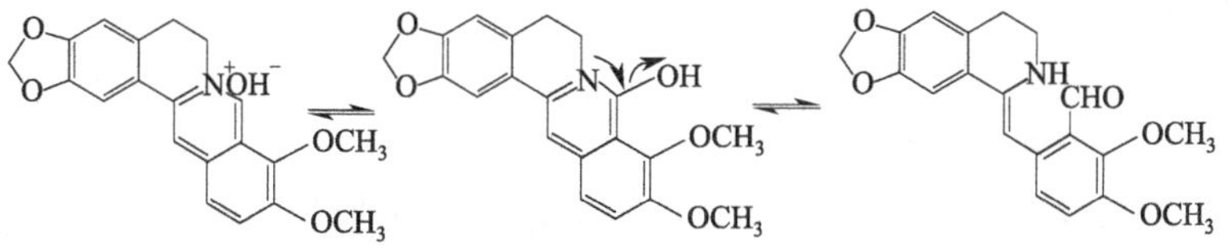

季铵式(红棕色)　　醇式(黄色)　　醛式(黄色)

图10-2 小檗碱的存在形式

1. 提取原理

小檗碱为异喹啉类生物碱，结构中的氮原子以季铵盐形式存在，显一定程度的亲水性，因此游离小檗碱能溶于水及乙醇，在热水或热乙醇中易溶，不溶于乙醚、三氯甲烷、苯等有机溶剂。盐酸小檗碱在沸水中溶解，在冷水中析出。

2. 分离原理

小檗碱与酸所成的盐在水中的溶解度不尽相同，如硫酸小檗碱为1∶30，酸性硫酸小檗碱为1∶100，枸橼酸小檗碱为1∶125，而盐酸小檗碱为1∶500。本实验就是根据游离小檗碱在水和乙醇中的溶解度较大，而其盐酸盐难溶于水的性质进行分离和精制的。

三、实验材料

仪器：回流装置、水浴锅、冰箱、旋转蒸发仪、250mL 烧杯、抽滤装置、滤纸、层析缸、滤纸、试管、电炉、纱布等。

试剂：75％乙醇、95％乙醇、蒸馏水、10％盐酸、氯化钠、乙醇、氯仿-甲醇-1/10mol/L盐酸（1∶1∶1）、10％硫酸、漂白粉、10％氢氧化钠、1％盐酸小檗碱醇溶液、丙酮等。

药材：黄连 50g（每组）。

 四、实验步骤

1. 小檗碱的提取

取黄连粗粉 50g，加入 400mL 75％的乙醇中回流 1.5h，四层纱布过滤，药渣用 95％乙醇 300mL 回流 1h，四层纱布过滤，并用少量蒸馏水洗涤药渣，合并两次滤液和洗液，放于冰箱中。

2. 小檗碱的浓缩

用旋转蒸发仪将小檗碱提取液浓缩至糖浆状，即小于 50mL，无醇味。

3. 盐酸小檗碱的制备

将浓缩液倒入盛有 100mL 沸水的 250mL 烧杯中，煮沸 10min 至溶解，趁热抽滤，在滤液中加 10％盐酸，调制 pH＝2，加入氯化钠 10g，放入冰箱析晶。

4. 盐酸小檗碱的精制

① 抽滤，得到盐酸小檗碱粗品。

② 取粗品放入 100mL 沸水中，搅拌溶解，继续加热 10min，趁热抽滤，滤液放置过夜。过滤取结晶，先用少量 1％盐酸洗一次，再用少量蒸馏水洗数次，抽干，干燥后得到小檗碱精品。

5. 鉴定

（1）化学检识

① 取盐酸小檗碱少许，加 10％的硫酸 2mL，溶解后加漂白粉少许，即显樱红色。

② 取盐酸小檗碱约 50mg，加蒸馏水 5mL，水浴加热，溶解后加 10％氢氧化钠试液 2 滴，显橙色。溶液放冷过滤，取澄清滤液，加丙酮 4 滴，即发生浑浊。放置后，生成黄色的丙酮小檗碱沉淀。

（2）纸色谱鉴定

① 样品：1％醇溶液每组 0.1g 溶于 10mL 乙醇；

② 标准品：1％盐酸小檗碱醇溶液；

③ 展开剂：氯仿-甲醇-1/10mol/L HCl（1：1：1 下行）；

④ 显色：自然光下观察。

【注意事项】

① 提取时两次乙醇浓度不等，注意不要加错。

② 漂白粉加少许即可，否则影响结果。

③ 纸条要保持平整，不靠壁。

五、实验结果与讨论

计算黄连中小檗碱的含量。

【思考题】

① 小檗碱为哪类生物碱，可以用什么方法提取？

② 回流与蒸馏的区别是什么？

③ 小檗碱精制的原理是什么？

④ 旋转蒸发仪使用时需注意哪些问题？

→ 实 验 四

穿心莲内酯的提取与精制

一、实验目的

① 掌握穿心莲内酯类二萜化合物的理化性质和提取分离方法。

② 学习氧化铝柱色谱的原理和操作方法。

③ 通过穿心莲内酯亚硫酸氢钠加成，掌握使脂溶性产物转化为水溶性产物的一种方法。

二、实验原理

穿心莲为爵床科植物穿心莲的全草，具清热解毒、凉血消肿作用，用于治疗急性细菌性痢疾、胃肠炎、咽喉炎、尿路感染等。穿心莲中含有多种苦味素，属二萜类化合物，主要为穿心莲内酯、脱氧穿心莲内酯、高穿心莲内酯、新穿心莲内酯、穿心莲烷、穿心莲酮等（图10-3）。其中穿心莲内酯、新穿心莲内酯是穿心莲抗菌消炎的主要有效成分。鉴于穿心莲内酯在水中的难溶性，将穿心莲内酯进行磺化、亚硫酸氢钠加成和琥珀酸酐酯化等水溶性衍生物合成研究（图10-4），克服了穿心莲内酯不溶于水的特性。

穿心莲中主要成分的结构及其性质如下。

① 穿心莲内酯：又称穿心莲乙素，为无色方形或长方形结晶，mp.230～232℃，味极苦，可溶于甲醇、乙醇、丙酮、吡啶，微溶于氯仿、乙醚，难溶于

水及石油醚。

② 脱氧穿心莲内酯：又称穿心莲甲素，为无色片状或长方形结晶，味稍苦，可溶于甲醇、乙醇、丙酮、吡啶、氯仿、乙醚、苯，微溶于水。

③ 新穿心莲内酯：又称穿心莲丙素、穿心莲新苷，为无色柱状结晶，mp. 167~168℃，无苦味，可溶于甲醇、乙醇、丙酮、吡啶，微溶于氯仿和水，不溶于石油醚。

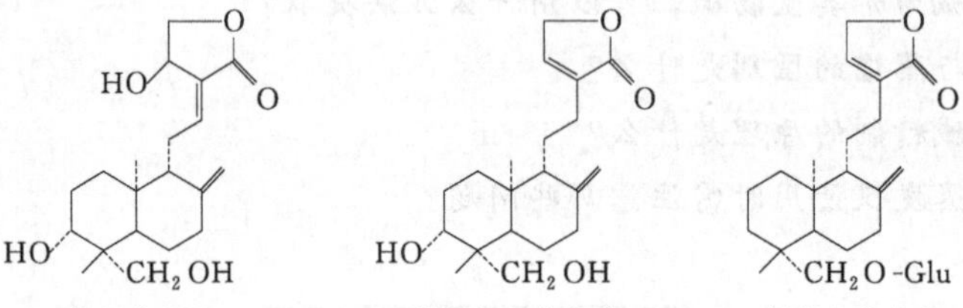

穿心莲内酯　　　　　脱氧穿心莲内酯　　　　　新穿心莲内酯

图 10-3　穿心莲内酯、脱氧穿心莲内酯、新穿心莲内酯结构

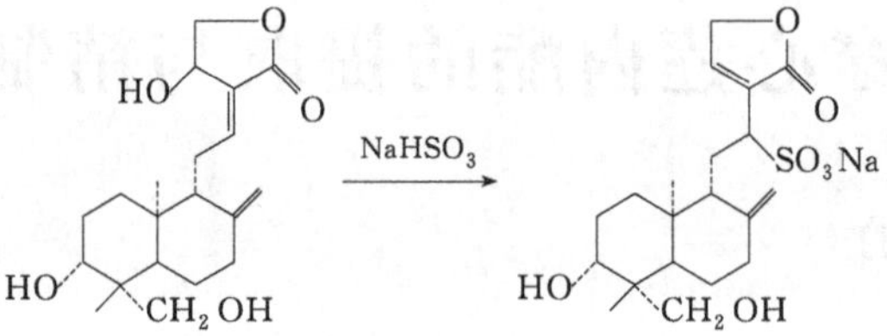

图 10-4　穿心莲内酯与亚硫酸氢钠加成反应

穿心莲中的内酯类化合物易溶于甲醇、乙醇、丙酮等溶剂，故利用此性质选用乙醇提取；穿心莲中含有大量叶绿素，可用活性炭脱色法除去叶绿素类杂质；利用穿心莲内酯与脱氧穿心莲内酯在氯仿中溶解度不同，初步将二者分离；利用穿心莲内酯与脱氧穿心莲内酯结构上的差异，用氧化铝柱分离二者，将穿心莲内酯制成亚硫酸氢钠加成物以增加其在水中的溶解性。

三、实验材料

仪器：玻璃色谱柱（2×30cm）及配套分液漏斗、滤纸、50mL 三角瓶数个、恒温水浴锅、蒸发皿、玻璃板（5×20cm）、色谱缸、玻璃漏斗、铁架台、圆底烧瓶、抽滤瓶、布氏漏斗、冷凝器、旋转蒸发仪、硅胶薄层板、显色试剂喷瓶、电吹风、50mL 锥形瓶等。

材料：穿心莲粗粉、95%乙醇、活性炭、丙酮、氯仿、甲醇、正丁醇、亚硫酸氢钠、氢氧化钠、无水乙醇、0.3%亚硝酰铁氰化钠、10%的正丁醇氢氧化钠溶液、3,5-二硝基苯甲酸碱性溶液、50%氢氧化钾甲醇试液、碘蒸气。

四、实验步骤

1. 内酯类成分的提取

（1）提取　称取穿心莲粗粉100g，置圆底烧瓶中，加95％乙醇以浸过药粉2cm为度，回流1h，过滤，药渣再加适量乙醇回流2次，每次1h，过滤，合并三次滤液，回收乙醇至总体积的1/5，放冷，即为内酯类成分总提取物。

（2）脱色　将上述内酯类成分总提取物加入原料量的15％～30％活性炭，加热回流30min，脱色后的溶液再浓缩至15～20mL，放置析晶。

2. 分离、精制

（1）穿心莲内酯的分离　采用结晶法。将活性炭脱色后的浓缩液放置析晶，滤取结晶，并用少量水洗涤即得穿心莲内酯粗品（含少量脱氧穿心莲内酯）。母液待分离脱氧穿心莲内酯。

（2）穿心莲内酯的精制　将粗品穿心莲内酯结晶加40倍量丙酮，加热回流10min，过滤不溶物，再加20倍量丙酮，加热回流10min，过滤，合并二次丙酮液，回收丙酮至1/3，放置析晶，滤取白色颗粒状结晶，即为穿心莲内酯精品。做薄层鉴定。

（3）脱氧穿心莲内酯分离　将结晶法析出的穿心莲内酯母液水浴蒸发至稠膏状，再加氯仿70mL，尽力搅拌后滤出氯仿层，残渣再加氯仿10mL，同法处理。合并二次滤液，水浴加热回收至5mL，将此浓缩液上氧化铝柱（2×30cm）。用中性氧化铝30～35g，氯仿湿法装柱，用氯仿洗脱，控制流速为2～3mL/min，每份10mL，收12～15份。各流分浓缩后薄层鉴定，合并相同流分，蒸干氯仿，用丙酮结晶二次，得白色结晶即为脱氧穿心莲内酯，做薄层鉴定。

3. 穿心莲内酯亚硫酸氢钠加成物的制备

取穿心莲内酯精制品0.5g置50mL圆底烧瓶中，加95％乙醇5mL及计算量的4％的亚硫酸氢钠水溶液，加热回流30min，反应液蒸出乙醇，再加5mL水溶解，冷却后过滤，滤液用少量氯仿洗涤三次，水液浓缩至干。残留物加乙醇10～20mL溶解，滤除不溶物，乙醇溶液浓缩放置或抽松，得白色粉末。粗品用乙醇-氯仿重结晶得到穿心莲内酯亚硫酸氢钠加成产物。

4. 鉴定

（1）穿心莲内酯的鉴定

① 物理常数　mp.230～232℃。

② 薄层色谱　吸附剂为硅胶薄层板。展开剂为氯仿-无水乙醇（20∶1）。显色剂为碘蒸气。结果是穿心莲内酯在常量下为一个斑点。

③ 显色反应

a. 亚硝酰铁氰化钠碱液反应（Legal 反应）　取穿心莲内酯结晶少许放在比色板上，加乙醇 0.2mL 溶解，加 0.3％亚硝酰铁氰化钠溶液 2 滴、10％的氢氧化钠溶液 2 滴。

b. 3,5-二硝基苯甲酸碱液反应（Kedde 反应）　取穿心莲内酯结晶少许，于比色板上，加乙醇 0.2mL 溶解，加 3,5-二硝基苯甲酸碱性溶液 2 滴，呈紫色。

c. 50％氢氧化钾甲醇试液反应　穿心莲内酯遇氢氧化钾甲醇溶液呈紫色。

（2）脱氧穿心莲内酯的鉴定

① 测熔点　mp. 175～176.5℃。

② 薄层鉴定　条件同穿心莲内酯。

（3）穿心莲内酯亚硫酸氢钠加成物的鉴定

① 测熔点　mp. 226～227℃。

② 薄层鉴定　吸附剂为硅胶 G-CMC 板。

展开剂为 A. 氯仿-甲醇（9∶1）；B. 氯仿-正丁醇-甲醇（2∶1∶2）；C. 氯仿-丙酮-乙醇-水（5∶5∶5∶1）。显色剂为 3,5-二硝基苯甲酸碱性溶液。

样品：①穿心莲内酯乙醇液；②穿心莲内酯亚硫酸氢钠加成物。

结果：用展开剂 A，样品②留在原点，用展开剂 B、C，样品①移至前沿，样品②R_f值在 0.5 左右。

五、实验结果与讨论

记录实验主要步骤与实验现象，描述鉴定实验结果。

【思考题】

① 根据穿心莲内酯类成分的不同结构，判断各自的极性大小，分析出各成分在薄层板上的 R_f 值。

② 试说明穿心莲内酯显色反应的机理。

→ 实验五

黄芩中黄芩苷的提取、分离与鉴定

一、实验目的

① 掌握从黄芩中提取、精制黄芩苷的原理、方法及操作要点。

② 掌握黄芩苷的结构鉴定原理及方法。

二、实验原理

黄芩又名山茶根、土金茶根，为唇形科植物，以根入药，有清热燥湿、凉血安胎、解毒等功效。含多种黄酮类化合物，主要为黄芩苷、黄芩素、汉黄芩苷、汉黄芩素、7-甲氧基黄芩素、去甲汉黄芩素、黄芩黄酮Ⅰ、黄芩黄酮Ⅱ等。主治温热病、上呼吸道感染、肺热咳嗽、湿热黄疸、肺炎、痢疾、咯血、目赤、胎动不安、高血压、痈肿疮疖等症。产于河北、辽宁、陕西、山西、山东、内蒙古、黑龙江等。

黄芩苷为一连有葡萄糖醛酸结构的黄酮化合物，具有一定的脂溶性和弱酸性，提取时可以选择一定浓度的乙醇溶液，同时其可在碱性溶液中溶解，形成钠盐，在提取液中加酸酸化，使黄芩苷游离析出。利用黄芩苷能溶于碱、不溶于酸的性质，使之与酸性杂质分离。

三、实验材料

仪器：旋转蒸发仪、离心沉淀机、摇摆式高速中药粉碎机、电子天平、真空泵、抽滤装置、圆底烧瓶、水浴锅、索氏提取器等。

试剂：浓盐酸、乙醇、氢氧化钠、镁粉、二氧化锆、枸橼酸、三氧化铝、甲醇等。

药品：黄芩干燥根。

四、实验步骤

1. 黄芩苷的提取、分离

黄芩粗粉 100g 加 10 倍量水煎煮 2 次，每次 1h，过滤，两次滤液合并，加浓盐酸调 pH 至 1～2，80℃水浴保温 0.5h，充分结晶，过滤，弃去滤液。沉淀物加适量水混匀，40％氢氧化钠调 pH 至 6.5～7，加入等体积 95％乙醇，过滤滤渣（弃去）。滤液加浓盐酸调 pH 至 1～2 放置 4h，抽滤沉淀，滤液水洗，后用 50％乙醇洗，再用 95％乙醇洗，结晶。

2. 黄芩苷的鉴定

（1）盐酸-镁粉反应　取黄芩苷少许置于试管中，以乙醇 1mL 水浴微温振摇溶解，加镁粉适量，滴加浓盐酸数滴，观察颜色变化。

（2）锆-枸橼酸反应　取黄芩苷少许置于试管中，加水 2mL 置水浴上温热至溶解，加数滴 5％二氧化锆溶液，振荡后，观察颜色变化；再加 2％枸橼酸试剂，观察颜色变化。

（3）三氧化铝反应 取黄芩苷少许置于试管中，加水 2mL 置水浴上温热至溶解，加入 2％三氧化铝甲醇溶液数滴，观察颜色变化。

【注意事项】

提取过程中为防止黄芩苷的酶解、氧化和减少有效成分被破坏，应控制在一定温度下进行。在用酸、碱进行提取纯化黄酮类化合物时，应当注意温度和碱度都不宜过高，以免破坏黄酮类化合物的母核。酸化时，酸度也不宜过高，否则酸会与黄酮类化合物生成盐而溶解。

在选择乙醇溶液作提取剂时要注意提取溶液的溶度。浓度在 50％～70％的乙醇水溶液，其极性与黄芩苷的极性相近，便于溶出。低浓度（40％及以下）的乙醇极性较大，杂质的溶出量大大增加，高浓度（90％及以上）的乙醇溶液极性较小，主要用于药材中的挥发油、叶绿素、树脂等的溶出。

五、实验结果与讨论

1. 计算黄芩苷收率。
2. 描述并分析黄芩苷鉴定结果。

【思考题】

① 黄芩苷提取过程中为什么要控制温度和调节 pH？
② 为什么要选用一定浓度的乙醇溶液作为提取液？

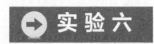

实验六

中药片剂的制备

一、实验目的

① 掌握糖包衣片的制备方法及操作要点。
② 掌握穿心莲片制备方法。

二、实验原理

中药片剂的制备过程，需要对原料处理：含水溶性有效成分，或含纤维较多、黏性较大、质地泡松或坚硬的药材,以水煎煮,浓缩成稠膏。必要时采用高速离心或加乙醇等纯化方法去除杂质,再制成稠膏或干浸膏。含淀粉较多的药材、贵重药、毒性药、树脂类药及受热有效成分易破坏的药材等,一般粉碎成100目左右细粉,用适当方法灭菌后备用。含挥发性成分较多的药材宜用双提法,先提取挥发性成分备用,药渣再与余药加水煎煮,并与蒸馏后药液共制成稠膏或干浸膏粉。含脂溶性有效成分的药材,可用适宜浓度的乙醇或其他溶剂以适当的方法提取,再浓缩成稠膏。有效成分明确的药材采用特定的方法和溶剂提取后制片。处理后进行制粒,包括全粉末片的制粒、半浸膏片的制粒、全浸膏片的制粒、提纯片的制粒。干燥后压片。

三、实验材料

仪器:压片机、电磁炉、尼龙药筛、不锈钢药筛、包衣锅、烘箱、不锈钢锅等。

试剂:滑石粉、淀粉、硬脂酸镁、盐酸小檗碱、蔗糖、柠檬黄、川蜡、硅油、乙醇等。

药材:穿心莲饮片、穿心莲细粉等。

四、实验步骤

1. 盐酸小檗碱片的制备

(1)配方 盐酸小檗碱 10g、滑石粉 3g、50% 乙醇 5mL、95% 乙醇、2.5mL、水 2.5mL、干淀粉 0.6g、硬脂酸镁 0.1g。按 100 片计,片重规格 0.1g(100mg)。

(2)制法

① 制片 取盐酸小檗碱研磨成均匀粉末(过 6 目尼龙筛),滑石粉过 100 目筛,用 50% 乙醇制成软材,使之手握成团,轻压即散。制粒,湿颗粒于 60℃ 烘箱干燥 15min 后,整粒,将此颗粒与硬脂酸镁(过 100 目筛)和外加淀粉(过 40 目筛)混匀后压片。

② 包衣

a. 单糖浆配制 取蔗糖 700g,加 1000mL 水,加热不断搅拌,至糖浆完全沸腾后,以 80 目过筛,保温备用。

b. 色糖浆配制 将 0.112g 柠檬黄倒入适量(2mL)的 100℃ 的纯水中,使其完全溶解,过 80 目筛后逐步加入 200g 单糖浆中搅匀,保温备用。

c. 包粉衣层 加单糖浆,撒滑石粉,每次热风干燥 15~25min,共 10~15

次。包糖衣层：加单糖浆，每次热风干燥 15min，共 8~10 次。

d. 包色糖衣　加色糖浆由浅入深，分次进行，每次热风干燥 5min，共 10~15 次。

e. 打光　趁热加适量川蜡、硅油在锅内打光。

2. 穿心莲片的制备

（1）处方　穿心莲饮片 20g、穿心莲细粉 15g、滑石粉适量。

（2）制法

① 煎煮　称取穿心莲饮片 20g 放于不锈钢锅中，加 7 倍量水，在电磁炉上煎煮 45min 后取药液，第二次加 6 倍量水煎煮 30min，取药液，合并 2 次药液，用 3 层纱布过滤后浓缩至稠膏状，备用。

② 将穿心莲细粉过 6 号筛，取 15g。

③ 制软材　将上述穿心莲稠膏和穿心莲细粉混合制软材，使之手握成团，轻压即散。

④ 用手掌压过 14 目筛，制粒。湿颗粒于 60℃烘箱干燥 15min 后，干颗粒过 14 目筛，整粒，将此颗粒与滑石粉混匀后压片。

五、实验结果与讨论

判断盐酸小檗碱片和穿心莲片的质量是否符合《中国药典》规定。

【思考题】

① 试述盐酸小檗碱片的适应证与临床使用注意事项。

② 试述穿心莲片的主要功效。

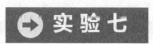

大黄对小鼠小肠运动的影响

一、实验目的

观察大黄对小鼠肠道炭末推进时间、数量的影响。

二、实验原理

不同中药制剂，其作用往往有所不同。生大黄可使肠蠕动加速，粪便排出快，成形差；制大黄因其致泻成分分解破坏，作用较弱，因而粪便排出慢、少而成形。运用色素流动法，以黑色炭末为指示剂，以排黑粪时间、粪便性状和数量为指标，即可直接反映不同大黄制剂泻下作用的强弱。

三、实验材料

仪器：小鼠灌胃针头、1mL 注射器、钟罩、滤纸、鼠笼、台秤、棉签、计时器、镊子。

试剂：1g/mL 生大黄水煎液（含炭末 0.1g/mL）、1g/mL 制大黄水煎液（含炭末 0.1g/mL、炭末生理盐水混悬液 0.1g/mL、苦味酸、碳素墨水等。

动物：小白鼠。

四、实验步骤

取禁食 20h 体重相近的小白鼠 9 只，随机分成 3 组，每组 3 只，用苦味酸标记。各组分别按 0.3mL/10g 灌服生大黄水煎液、制大黄水煎液、炭末生理盐水混悬液。给药 10min 后，试验各组灌胃给予碳素墨水 0.2mL，15min 后将小白鼠处死，打开腹腔，分离出小肠。从幽门和回盲部剪断小肠，测量小肠全长和炭末运行距离，计算炭末在小肠的运行率。

【注意事项】

① 吸取药液前，应将药液摇匀，以保证药量及炭末量准确。

② 生大黄制剂的制备：取生大黄 100g，砸成小块后，以水浸没。冷浸 24h 后，过滤，40℃水浴浓缩至 1g/mL。

③ 制大黄制剂的制备：取制大黄 100g，加水煎沸 1.5h 以上，过滤，药液水浴浓缩至 1g/mL。

五、实验结果与讨论

见表 10-1。

表 10-1 大黄对小白鼠肠运动的影响（$X \pm SD$）

组别	动物数量 /只	剂量 /(g/kg)	小肠长度	炭末运行距离 /cm	炭末运行率 /%
生理盐水					
生大黄					
制大黄					

【思考题】

① 为何不同制剂的大黄使小白鼠排便时间和排便数量不同？临床应用大黄致泻应注意什么？

② 比较不同大黄制剂的泻下作用，并解释导致的结果。

➡️ 实验八

延胡索乙素镇痛作用的比较（扭体法）

🌐 一、实验目的

学习扭体法镇痛实验方法；观察延胡索乙素镇痛作用的差异。

🧬 二、实验原理

动物的疼痛反应常表现出嘶叫、舔足、翘尾、蹦跳及皮肤和肌肉抽搐。化学法，即将某些化学物质，如强酸、强碱、钾离子、缓激肽等，涂布于动物的某些敏感部位或腹腔注射。腹腔注射损伤物质引起受试动物腹痛，动物表现出扭体反应，即腹部内凹、躯干与后肢伸张、臀部高起。本实验将 0.8％乙酸直接腹腔注射，刺激腹膜引起持久的疼痛反应，致使小鼠出现扭体反应。镇痛药物可以抑制动物的扭体反应，本法敏感、简便、重复性好。

🔍 三、实验材料

仪器：1mL 注射器、鼠笼、天平等。

试剂：延胡索乙素注射液、生理盐水、0.8％乙酸、哌替啶注射液（1mg/mL）等。

动物：雌性小鼠，体重 18～22g。

📄 四、实验步骤

1. 随机分组

取 4 只小鼠，称重，编号，随机分为实验组和对照组，各 2 只。

2. 给药

实验组腹腔注射延胡索乙素，对照组腹腔注射生理盐水，阳性对照组注射哌替啶注射液 0.2mL/10g。20min 后，各组小鼠腹腔注射乙酸 0.2mL/10g。

3. 观察

记录给药后 15、30、60、90min 内各小鼠出现扭体反应的次数。

【注意事项】

① 0.8％乙酸溶液在临用时新配为宜，存放过久可使作用减弱。

② 小鼠体重轻，扭体反应次数较低。

③ 室温以 20℃为宜，低温时，小鼠扭体次数减少。

五、实验结果与讨论

给药镇痛率(％)＝(对照组平均扭体反应次数－给药组平均扭体反应次数)/对照组平均扭体反应次数×100％

将实验数据填于表 10-2。

表 10-2 延胡索乙素的镇痛作用（扭体法）

组别	动物数量/只	剂量/(g/kg)	扭体次数	抑制率/％
生理盐水				
给药组				
阳性组				

将生理盐水组及延胡索乙素组小鼠扭体次数进行组间 t 检验，确定延胡索乙素有无镇痛作用。

【思考题】

根据实验结果讨论延胡索乙素产生镇痛作用的原因。

→ 实验九

延胡索乙素镇痛作用的比较（热板法）

一、实验目的

① 了解延胡索乙素的镇痛作用及其作用机制。

② 掌握热板测痛仪的使用。

二、实验原理

将小鼠置于恒温热板上，热刺激小鼠足部产生疼痛反应，以其舔足作为疼痛反应指标。以小鼠开始出现疼痛反应的时间作为小鼠痛阈值，比较各组间痛阈值的差异，判断药物有无镇痛作用。

三、实验材料

仪器：热板测痛仪、秒表、注射器等。

药物：延胡索乙素注射液、生理盐水、1mg/mL 哌替啶注射液等。

动物：雌性小鼠，体重 18～22g。

四、实验步骤

① 预选动物，预选 30s 内有痛觉反应的小鼠。将小鼠置热板测痛仪内，调温度至 (55±0.5)℃测定每只小鼠的痛阈值，共测二次，每隔 5min 测一次，以小鼠舔后足作为观察指标。

② 将 9 只小鼠编号分为 3 组，给药组注射延胡索乙素注射液；阴性对照组注射生理盐水；阳性对照组注射哌替啶注射液。

③ 用延胡索乙素注射液、生理盐水、哌替啶注射液给小鼠灌胃，剂量为 0.2mL/10g，给药后 15min、30min、60min 置热板仪内，调温度至 (55±0.5)℃，以小鼠舔后足作为观察指标测定。如痛阈值超过 60s，即停止测试而按 60s 计（时间过久，易烫伤足部）。

【注意事项】

① 本实验小鼠一般不选雄鼠，因为雄鼠阴囊可触及金属底盘，易呈现敏感反应，影响实验结果。

② 室温对本实验有一定影响，以 15～20℃为宜，温度过低则小鼠反应迟钝，温度过高则小鼠反应激烈，影响实验结果。

③ 小鼠疼痛易躁动，注意安全。

五、实验结果与讨论

实验结束，将实验数据填于表 10-3，按所测痛阈平均值计算痛阈提高率。

$$痛阈提高率 = \frac{用药后疼痛反应时间 - 用药前平均疼痛反应时间}{用药前平均疼痛反应时间} \times 100\%$$

表 10-3 延胡索乙素的镇痛作用（热板法）

组别	动物数量 /只	剂量 /(g/kg)	用药前痛阈值 /s	用药后痛阈值 /s	痛阈提高率
生理盐水					
给药组					
阳性组					

【思考题】

影响热板法镇痛实验准确性的因素有哪些？

参 考 文 献

[1] 葛庆华，丁存刚，周臻，等．阿司匹林肠溶胶囊与肠溶片在健康人体内药动学比较 [J]．世界临床药物，2014，35 (10)：605-610.

[2] 国家药典委员会．中华人民共和国药典 (2020 年版) [M]．北京：中国医药科技出版社，2020.

[3] 李国忠，屈健，孙惠，等．紫外分光光度法测定苯妥英钠血浓度的正交试验 [J]．中国医院药学杂志，1997，17 (10)：456.

[4] 黄林清，汤建林，周世文，等．乙醇对苯妥英钠药代动力学的影响 [J]．中国药房，2002，13 (6)：332-333.

[5] 魏伟，吴希美，李元健．药理实验方法学 [M]．4 版．北京：人民卫生出版社，2010.

[6] 刘凤华，苏谨．苯妥英钠合成方法的改进 [J]．黑龙江医药科学，2003，26 (6)：62.

[7] 周筱莉，周妮，钟建理．苯妥英钠片的质量考察 [J]．西北药学杂志，2010，25 (5)：334-335.

[8] 周筱莉，罗亚虹，周妮．苯妥英钠片紫外光谱鉴别的影响因素考察 [J]．中国当代医药，2010，17 (28)：128-129.

[9] 刘扬，宋亚娟，陈丽萍，等．大鼠静注苯妥英钠的毒代动力学研究 [J]．中国药师，2009，12 (11)：1513-1516.

[10] Pan S，Neeraj A，Srivastava K S，et al. A Proposal for a Quality System for Herbal Products [J]. Journal of Pharmaceutical Sciences，2013，102 (12)：4230-4241.

[11] Purohit，T J，S M Hanning，et al. Advances in rectal drug delivery systems [J]. Pharmaceutical Development and Technology，2018. 23 (10)：942-952.

[12] Bekaert，B. Impact of blend properties and process variables on the blending performance [J]. International Journal of Pharmaceutics，2022. 613：121421.

[13] 阿吉姑阿布都热西提，买尔旦马合木提，马合木提乌斯满，等．维生素 C 清除自由基能力 3 种检测方法的比较 [J]．新疆医科大学学报，2008，31 (5)：578-582.

[14] 陈金兰，江海香，吴荣佳．维生素 C 泡腾片制备及稳定性考察 [J]．亚太传统医药，2015，11 (16)：28-30.

[15] 郑丽梅，潘宇，屈海涛，等．维生素泡腾片制备工艺研究 [J]．黑龙江医药，2008，21 (3)：60-62.

[16] 付思美，畅芬芬，车影，等．维生素 C 磷酸酯镁的稳定性及其清除超氧离子自由基的动力学 [J]．化学研究，2013，24 (2)：180-184.

[17] 董培智．静脉注射大剂量维生素 C 在家兔体内的药代动力学研究 [C]//中国药学杂志岛津杯第九届全国药物分析优秀论文评选交流会．广州：中国药学会，2009，264-266.

[18] 汪求真，马爱国，孙永叶，等．大剂量维生素 E 和 C 抗氧化活性及对 DNA 损伤影响的研究 [J]．癌变·畸变·突变，2006，18 (4)：265-268.

[19] 李敏，张馨月．大黄素和维生素 C 清除自由基的协同作用研究 [J]．应用化工，2013，42 (10)：1823-1825.

[20] 李振华．维生素 C (L-抗坏血酸) 的生物合成研究进展 [J]．中国现代药物应用，2014，8 (23)：210-211.

[21] Foyer C H，Kyndt T，Hancock R D. Vitamin C in Plants：Novel Concepts，New Perspectives and

Outstanding Issues [M]. Antioxidants and Redox Signaling, 2019.

[22] 曹秀琴, 邵贵强, 周玮丽, 等. 高压氧对小鼠体内维生素 C 药代动力学的影响 [J]. 中华航海医学与高气压医学杂志, 2012, 19 (1): 37-39.

[23] 郭倩, 李森, 王凡. 浅谈维生素 C 发酵工艺 [J]. 中国科技投资, 2016, 13: 251-251.

[24] 李新田. 不同方法配制的磺胺嘧啶混悬液的稳定性和生物利用度比较 [J]. 中国药学杂志, 1986, 21 (12) 724-725.

[25] 李朋朋, 张继颖, 张聪. 两种复方磺胺嘧啶混悬液体外等效性研究 [J]. 兽医导刊, 2015, 20: 51-52.

[26] Comoglu, T, Ozyilmaz E D. Orally disintegrating tablets and orally disintegrating mini tablets - novel dosage forms for pediatric use [J]. Pharmaceutical Development and Technology, 2019, 24 (7): 902-914.

[27] Gimenez-Bastida, J A. Pharmacological Efficacy/Toxicity of Drugs: A Comprehensive Update About the Dynamic Interplay of Microbes [J]. Journal of Pharmaceutical Sciences, 2018, 107 (3): 778-784.

[28] 邰娜, 乔海灵, 贾琳静, 等. 磺胺嘧啶速释片的相对生物利用度研究 [J]. 医药论坛杂志, 2003, 24 (16): 25-28.

[29] 刘则宗, 李玉霞, 张丽丽. 磺胺嘧啶混悬剂的制备及质量标准研究 [J]. 现代医药卫生, 2004, 20 (18): 1936.

[30] 谢阳, 王建华, 陈春林. 磺胺类配合物的合成、表征及抑菌活性 [J]. 化学研究与应用, 2012, 24 (11): 1680-1684.

[31] 熊非, 李晋, 陈圣赟, 等. 磺胺类抗菌素药物的合成方法改进 [J]. 广州化工, 2016, 44 (10): 192-193.

[32] 周石洋, 陈玲. 磺胺对甲氧基嘧啶的合成及表征 [J]. 广西民族大学学报: 自然科学版, 2016, 22 (1): 74-77.

[33] 李炯, 郝新才, 陈黎. 复方磺胺嘧啶分散片的制备与体外溶出度考察 [J]. 医药导报, 2013, 32 (2): 253-255.

[34] 姚云昌, 姚连初. 磺胺嘧啶混悬剂处方及制备工艺筛选 [J]. 中国现代应用药学, 1995 (ZL): 135.

[35] 何元龙, 王炳山, 王尚明, 等. 临床纸片法药敏试验结果影响因素的分析 [J]. 山东家禽, 2003 (10): 3.

[36] 陈晶, 杨丽琴, 马全武. 制备氯霉素软膏的质量控制 [J]. 实用医技杂志, 2006, 13 (15): 2657.

[37] 吕顺, 钱鑫萍, 范远景, 等. 氯霉素细胞毒性研究 [J]. 安徽农业科学, 2008, 36 (20): 8472-8474.

[38] 韦林洪, 张军, 刘俊. 紫外分光光度法测定氯霉素滴眼液的含量 [J]. 扬州职业大学学报, 2019, 23 (2): 46-48.

[39] 樊鑫, 任芳, 沈晓华, 等. 紫外分光光度法测定氯霉素软膏的含量 [J]. 宁夏医学杂志, 2005, 27 (8): 569.

[40] 孙海罗. 紫外光条件下氯霉素的光解动力学及其毒性变化研究 [D]. 温州: 温州医科大学, 2012.

[41] 李春令. 三种氯霉素类药物对小鼠造血和免疫毒性的比较病理学研究 [D]. 泰安: 山东农业大学, 2016.

［42］Rantanen J，Khinast J. The Future of Pharmaceutical Manufacturing Sciences ［J］. Journal of Pharmaceutical Sciences，2015，104（11）：3612-3638.

［43］杨文智 . 章一，李凯悦，等 . 对乙酰氨基酚栓剂的制备、表征及兔体内外评价 ［J］. 河北大学学报：自然科学版，2018，38（4）：368-374.

［44］王晓辉，袁园，张莉，等 . 扑热息痛温度敏感凝胶家兔体内药动学研究 ［J］. 中国急救复苏与灾害医学学杂，2012，7（2）：1124-1127.

［45］张先洲，马福旺，李荣凌，等 . 尼美舒利 3 种制剂的药代动力学研究 ［J］. 中国药师，1992，2（4）：1-5.